Guia Aumento Natural da Testosterona

Published by Francisco

Índice de Conteúdo

Introdução

Você é um homem de mais de quarenta anos?

Você sofre de fraqueza, disfunção erétil, baixa libido, perda de volume nos músculos, aumento da gordura corporal e mudanças de humor?

Então é muito possível que você está sofrendo de Baixo Nível de Testosterona

De todos esses sintomas, o que mais preocupa aos homens de meia-idade é a Disfunção Erétil. A perda do desempenho sexual é o maior assassino do ego, mas não precisa ser assim.

Você pode obter um melhor desempenho sexual novamente e alcançar ereções poderosas e duradouras.

Você também terá orgasmos mais poderosos e duradouros e aumentar seu desempenho sexual.

Seus sonhos se tornarão realidade!

Este programa foi elaborado para ter de volta tudo o que Você sonhou!

Se você responder "Sim" a qualquer destas perguntas, este programa é ideal para Você:

Sofre de Disfunção Erétil?

Você está procurando um tratamento de 100% natural e eficaz para aumentar o seu Nível de Testosterona? sem injeções e sem medo de medicamentos com graves efeitos colaterais, muito perigosos e muito caros e que não funcionam na maioria das pessoas.

Este programa ajuda os homens que sofrem de Disfunção Erétil ou quem experimenta outros efeitos colaterais da Baixa Testosterona.

Alguns dos sintomas do Baixo Nível de Testosterona são:

Depressão e ansiedade; baixa autoestima que piora a cada dia; diminuição de interesse por sexo; mau humor e irritabilidade; e uma diminuição na energia vital, responsável pelo sentimento de que vale a pena viver a vida.

A indústria farmacêutica não quer que você recupere o controle sobre a sua vida. Apenas estão interessados em sua carteira do dinheiro. Muitas pessoas não conseguem nenhum alívio após pagar centenas ou mesmo milhares de reais por medicamentos de reposição de testosterona. A indústria farmacêutica quer te fazer dependente de seus medicamentos. Os medicamentos para Baixo Nível de Testosterona destinam-se simplesmente para mascarar os sintomas e proporcionar alívio em curto prazo, para levá-lo a pagar de novo pelo seu produto.

5

Por que curá-lo quando podem dar a você uma cura temporária e receber seu dinheiro, semana após semana?

Eles pretendem, essencialmente, que você se torne viciado à medicação e eles conseguir um cliente por toda a vida.

Por outro lado, neste livro, nós temos a solução, uma maneira de curar o seu Baixo Nível de Testosterona para sempre. E o programa não só funciona para pessoas com Disfunção Erétil. Ele funciona em qualquer homem que sente uma perda de vitalidade e força, e quer se sentir novamente como um "verdadeiro homem".

Se você acha que a Testosterona Baixa pode ser a causa de sua Disfunção Erétil e a razão das alterações em sua saúde emocional e a perda de energia e vitalidade, agora você pode se sentir melhor, mais forte e como antes, seguindo o Programa de Aumento Natural da Testosterona.

Se sentir de novo como quando era adolescente.

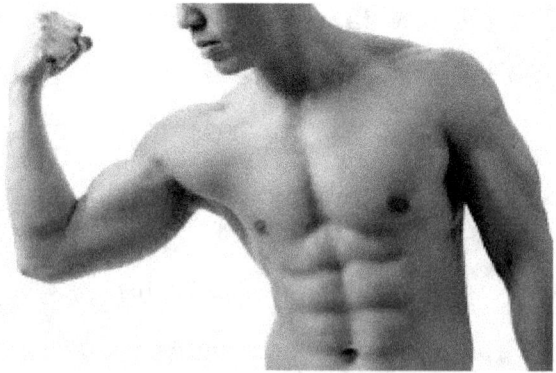

Com este programa, você **aumentará seus níveis de testosterona em 14 dias**, pela adição de alimentos e suplementos e a eliminação de alguns deles de sua dieta diária. Todas as sugestões deste programa são suportadas pela extensa pesquisa médica.

Comece hoje a recuperar sua masculinidade!

Um Querido Amigo,

Ele era um homem jovem de 47 anos. Sempre ativo e saudável. Alto, nem musculoso nem gordo, estava confortável com seu corpo. Ele tinha uma mente aberta e adorava estar ao ar livre fazendo qualquer atividade física. Ela amava o desafio de tentar sobreviver em uma floresta no meio do nada, com uma faca e um rolo de corda. Assim é como ele gastava o seu tempo livre.

No entanto, sua vida mudou aos 43 anos. Sentia-se sem desejo de experimentar tudo o que a vida lhe proporcionava. Em vez disso, ele queria dormir o dia todo. Ele perdeu o interesse em suas paixões, como o trabalho na fazenda. Sua bicicleta de montanha começou a se encher de poeira e ferrugem no celeiro e não a usava. Ele ficava na cama até às 10 da manhã, e não queria sair dela nem nesta hora tardia. Ás 2 da tarde estava com vontade de ir para a cama novamente! Sua vida estava se tornando um desastre completo.

Mas a parte mais perturbadora era que já não estava interessada em sexo. Sua esposa, Ângela, era a combinação perfeita de beleza e inteligência. Era uma antiga modelo e com dois pós-graduações e mestrados. Ele sempre a achou atraente, e sempre com uma vida sexual maravilhosa, que desfrutavam regularmente. No entanto, ele estava começando a acreditar que já não podia continuar. Ele se esforçou para conseguir uma ereção, e quando o conseguia era apenas o 70% do normal, tornando difícil o sexo. Quando conseguia ter relações sexuais com sua esposa, além de só ter meia ereção, não durava muito tempo. Quando tinha um orgasmo, quase sempre era prematuro e com muito pouco fluido seminal. Tudo isso realmente afetou sua relação com a Ângela. Estava em perigo seu casamento e sua felicidade.

Ele sabia que algo estava errado. Sua vida sexual diminuiu para quase nada, ele começou a sofrer de baixa autoestima.

Cada dia que passava estava mais deprimido, melancólico e ansioso. Já não se sentia como um homem de verdade. Ele já não podia satisfazer a sua esposa. Ele sabia que tinha que fazer algo sobre todos estes problemas e rápido.

No entanto pensava que os homens de verdade não vão ao médico. Os verdadeiros homens não pedem ajuda, a menos que estejam em seu leito de morte. Márcio era um homem de verdade, ex-membro do exército, paraquedista e membro das associações de ex-militais. Ele não queria ir ao médico e dizer a outro homem que seu corpo não estava funcionando bem. Era muito vergonhoso para ele. No entanto, sua esposa tinha outras ideias. Ela já não podia mais suportar sua disfunção e que algo devia ser feito, então, marcou uma consulta com o médico. Márcio querendo satisfazer sua esposa concordou em participar da consulta que ela tinha marcado.

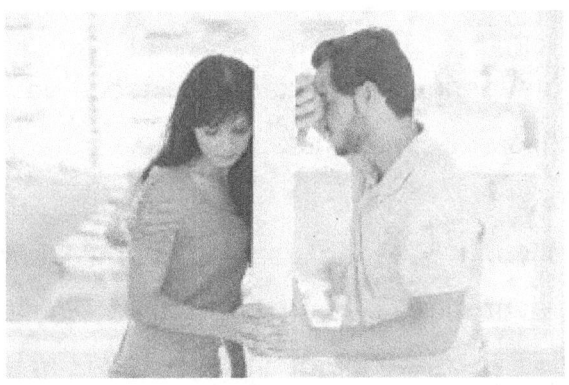

O médico lhe realizou uma série de exames de sangue. Eles descobriram que o coração dele estava bem, mas tinha um nível de testosterona de apenas 170, que é muito baixo. Como um primeiro tratamento, o médico lhe receitou um gel de reposição de testosterona. No entanto, o seguro não cobria o gel e teve que pagar uns 1.200 Reais por semana pelo seu tratamento.

No início, ele percebeu que o ajudou um pouco, mas depois de algumas semanas ele começou a precisar uma dose dupla para obter os mesmos resultados. Ele começou a comprar o gel no mercado negro para obter uma quantidade suficiente para manter os efeitos. Depois de seis meses, ele foi ao médico e lhe disse que não sentia qualquer diferença que antes de usar o gel.

Após a realização de outras análises de sangue, eles viram que a testosterona do Márcio ainda era menor, em 160!

Depois de gastar milhares de reais durante um período de seis meses, a situação era ainda pior do que quando começou.

O médico sugeriu para iniciar as injeções de testosterona. Essas injeções eram mais caras do que o tratamento anterior e muito dolorosas.

Logo descobriu que não estavam trabalhando melhor do que o gel de substituição era o mesmo. O Márcio e a Ângela perderam toda a esperança de retornar a sua antiga vida, feliz e bem sucedida. Sua depressão piorou. Ele não viu qualquer saída.

Um dia, estando ele em seu próprio desespero, Ângela ligou para o Márcio desde o trabalho e lhe explicou uma coisa. Enquanto falava com sua colega de trabalho Janice viu que eles não eram os únicos com esse problema.

Janice disse Ângela que seu marido tinha os mesmos problemas e que era muito mais jovem que o Márcio! Enquanto ambas estavam desconfortáveis no início da conversa, Ângela e Janice depois falaram abertamente sobre o problema comum de seus maridos.

Felizmente, Janice disse Ângela que eles encontraram uma cura!

Depois de falar com sua esposa e pendurar o telefone, já era um homem diferente. O tratamento que Janice e seu marido tinham sido encontrados para o seu problema parecia tão simples que o Márcio estava zangado consigo mesmo por não ter encontrado ele primeiro. Ele saiu de casa e voltou 30 minutos depois com 100 reais em compras. O Márcio tinha encontrado o tratamento que estava procurando por algum tempo.

Após 14 dias de mudança na dieta, ele se sentia como um homem novo. Ele recuperou a sua energia e bom humor, e a autoestima melhorava a cada dia.

Mas o melhor de tudo recuperou seu desejo e desempenho sexual!

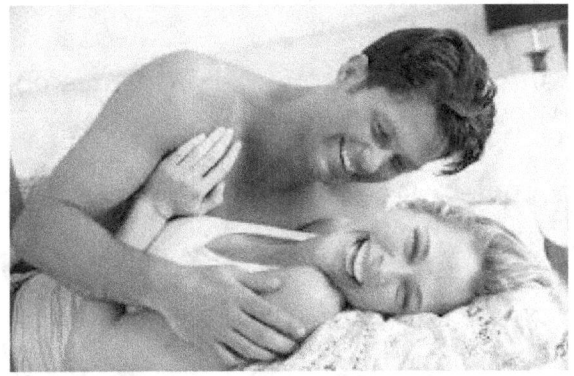

Seu casamento já tinha melhorado, mas com seu vigor renovado, seguiu com o simples tratamento para a sua disfunção erétil! O Márcio e a Ângela voltaram a ter uma vida sexual fabulosa, como antes, e ele se sentia muito feliz!

Como o Márcio, outros homens que sofrem de baixos níveis de testosterona, devem ter força de vontade e a determinação para lutar contra o baixo nível de testosterona e vencer.

Agora Você pode fazê-lo, por sua esposa, sua namorada ou sua amante, quer de novo a energia, vitalidade e movimentação sexual que tinha antes.

Você também pode fazê-lo por si mesmo.

Vai fazê-lo para banir a depressão e a ansiedade e aumentar a sua autoestima. Vai se sentir muito melhor do que nos últimos anos.

O vai fazer para recuperar seu desejo e potência sexual e se sentir homem novamente!

É importante que você crer em si mesmo e seguir o tratamento completamente.

Este livro contém todas as respostas que você procurava algum tempo.

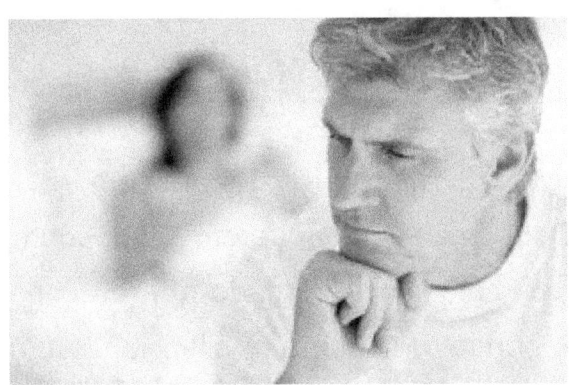

Recupere sua vida, sua vitalidade e sua vida sexual novamente!

Testosterona - Quando é Muito Baixa?

Baixos níveis de testosterona foram sempre uma condição secreta. Os homens não querem falar sobre isso. É o estereótipo de homem de verdade que os impede admitir o problema e, portanto, sofrem em silêncio. Mas recentemente mais pessoas têm mostrado estar dispostas a discutir este problema. Eles aprenderam que falar sobre isso não é questionar a sua masculinidade. Que é uma condição médica atual, que pode ser diagnosticada e tratada com sucesso. Além disso, quando os homens envelhecem, eles começam a achar mais fácil discutir problemas físicos tais como a disfunção erétil. Este é um passo positivo, porque quando os homens falam sobre seus problemas, eles podem compartilhar com outros o sucesso ou fracasso das poucas opções de tratamento que seu médico lhes prescreve.

Esta seção analisará em profundidade o nível baixo de testosterona, então você entenderá melhor e facilmente o que está acontecendo em seu corpo.

O que é a Testosterona e porque Diminui?

A testosterona é um hormônio que ocorre naturalmente no corpo. É o hormônio responsável pelo desejo sexual.

Também é responsável pelos no peito do homem. Durante a puberdade, a testosterona ajuda os jovens a desenvolver os músculos, ajuda a garantir que suas vozes são mais graves e aumentar o tamanho do pênis e testículos. Quando eles crescem até a idade adulta, a testosterona ajuda os homens a manter sua força muscular e a saúde óssea. Ele também ajuda você a manter seu desempenho sexual. Em suma, é o hormônio responsável pelas características que nos fazem acreditar que um homem é um homem, pelo menos fisicamente.

Depois dos trinta anos, a maioria dos homens começa a experimentar um declínio gradual nos níveis de testosterona. Muitas vezes acompanha esta queda da testosterona uma diminuição do desejo sexual, assim que muitos homens acreditam, erroneamente, que a perda de interesse sexual é apenas um indicador natural do envelhecimento. Muitos homens o aceitam como uma situação permanente, sobre a que não podem ter qualquer controle. Mas, felizmente, a perda de interesse no sexo não é uma parte natural do envelhecimento e pode ser revertida!

Pacientes com idade de 20, 30, ou perto de 40 anos de idade que sofrem de disfunção erétil, tendem a ter outros problemas de saúde muito mais graves do que o simples envelhecimento. Os sintomas de certas doenças podem refletir os de outras condições. Doenças que no passado pareciam não ter relação com os baixos níveis de testosterona, como a diabetes, depressão, hipertensão arterial e doença coronariana, foi mostrado estar possivelmente relacionados, ou até mesmo causar os baixos níveis de testosterona.

Embora eles não sejam a fonte de todos os problemas de saúde, tem sido demonstrado que um nível baixo de testosterona pode ser a causa de muitos deles.

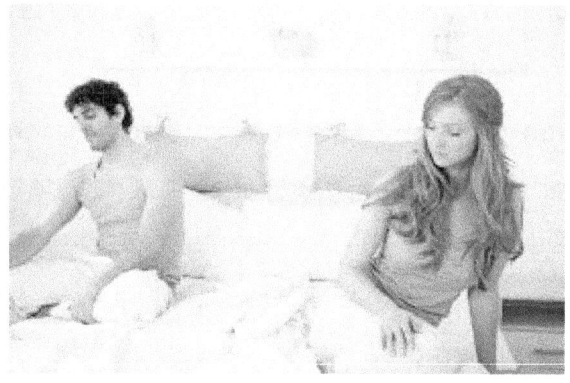

Baixos Níveis de Testosterona - Quando Baixo é Muito Baixo?

A pesquisa mostra que um homem com um nível de testosterona normal, tem entre 300 nanogramas por decilitro (ng/dL) e 1200 ng/dL. A andropausa, um declínio natural da testosterona, é o equivalente masculino da menopausa em mulheres, uma grande mudança de vida. Enquanto as mulheres na menopausa estão sujeitas a uma diminuição drástica nos níveis de estrogênio em um curto período de tempo, nos homens a andropausa normalmente ocorre gradualmente e lentamente. Se diminuir mais do que deveria, os homens podem experimentar uma variedade de sintomas, que explicaremos abaixo.

Baixo Desejo Sexual:

Desde que a testosterona desempenha um papel essencial na libido, é normal que um nível baixo de testosterona resulte em uma diminuição da libido. Embora seja normal que os homens experimentem uma diminuição gradual da libido com a idade, os homens que sofrem de um baixo nível de testosterona tem esse problema em maior grau, que também pode causar dificuldade para atingir orgasmos.

Dificuldade para Alcançar Ereção:

A testosterona estimula os receptores do cérebro que produzem óxido nítrico, uma substância química responsável pela produção da ereção. Um Baixo Nível de Testosterona está também ligado a outras condições que podem prejudicar ter e manter uma ereção, como a obesidade, diabetes e aterosclerose.

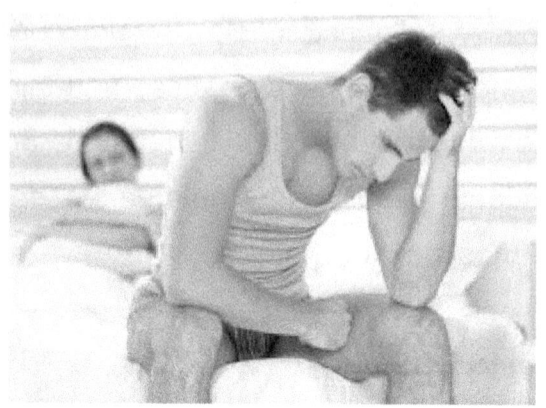

Baixo Volume de Sêmen:

A testosterona é essencial na produção de sêmen. Quanto mais testosterona tem um homem, mais esperma vai produzir. Quando eles são capazes de atingir o orgasmo, os homens com Baixo Nível de Testosterona tem pequena quantidade de esperma.

Perda de Cabelo:

A testosterona desempenha um papel importante em muitas funções do corpo, incluindo a produção de cabelo. A calvície, para muitos homens, pode ser uma parte genética e natural do envelhecimento, mas as pessoas com baixos níveis de testosterona perdem prematuramente os cabelos da cabeça e de seu corpo.

Fadiga e Falta de Energia:

O efeito colateral de um baixo nível de testosterona é reduzir os níveis de energia. Se você não se sente descansado depois de dormir o suficiente, pode ser devido ao Baixo Nível de Testosterona.

Perda de Massa Muscular:

Outra função que joga de testosterona no corpo é ajudar a construir e manter a massa muscular. Devido a isso, as pessoas que sofrem de Baixa Testosterona tendem a perder força e massa em seus músculos, especialmente nas áreas em torno de seus braços, pernas e peito. Também é difícil reconstruir o músculo através de musculação, porque o baixo nível de testosterona interfere nesse processo.

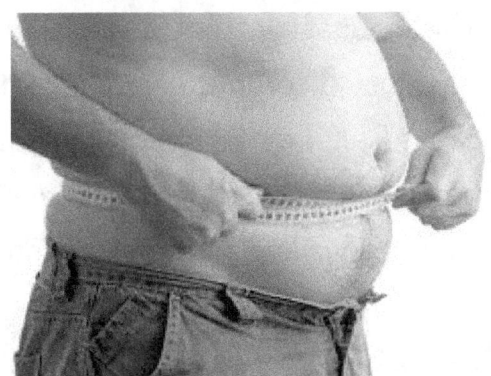

Aumento de Gordura Corporal:

Não está claro por que, mas as pessoas que têm baixo nível de testosterona também têm um aumento da gordura corporal. Existem teorias que sugerem que os genes que ajudam a controlar a gordura corporal, ajudam também na circulação da testosterona pelo corpo.

Diminuição da Massa Óssea:

Os homens com Baixa Testosterona desenvolvem Osteoporose, uma doença degenerativa óssea, que a maioria das pessoas associa com mulheres na pós-menopausa. A testosterona está envolvida no mecanismo que cria e mantém a densidade óssea. Os homens com testosterona baixa, especialmente os mais velhos, têm um risco grande de ossos frágeis e rupturas.

Alterações de Humor:

A testosterona é muitas vezes é descrita como: os hormônios que alimentam o corpo do homem. Então é lógico que sua falta cause alterações mentais e físicas. A testosterona aumenta o funcionamento cognitivo e bom humor, assim que sua deficiência causa depressão e baixa autoestima.

Um volume menor do que os níveis de testosterona normais, em um exame de sangue, pode ser causado por muitas condições, incluindo:

Lesões ou mudança no funcionamento físico dos testículos:

Se houver lesões nos testículos, onde a testosterona é produzida, o mecanismo pode não funcionar adequadamente. Ser atingido nos testículos, uma lesão desportiva comum, pode causar lesões que inibem a produção natural de testosterona. Também o câncer testicular ou os tratamentos do câncer de testículo podem causar alterações físicas nos testículos, interferindo na produção natural do hormônio.

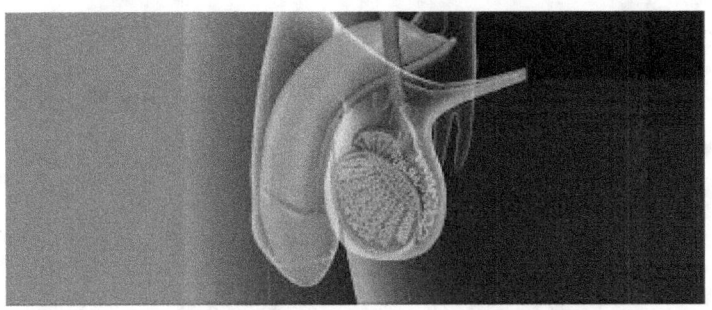

Existem muitas doenças físicas que podem reduzir ou parar a produção de testosterona. Doenças como os distúrbios hormonais, doença hepática ou renal crônica, infecções, HIV/AIDS, diabetes tipo 2 e obesidade, podem prejudicar o funcionamento dos testículos.

Outras causas tais como certos medicamentos ou a herança genética, podem fazer reduzir os níveis de testosterona no homem. Também, a idade pode ser a causa de seu baixo volume em exames de sangue.

Às vezes os médicos são incapazes de determinar com precisão a causa do Baixo Nível de Testosterona.

Aumentar os Níveis de Testosterona

Neste capítulo analisaremos as maneiras de aumentar os seus níveis de testosterona naturalmente. Vamos nos concentrar em duas áreas onde você deve colocar seus esforços, no corpo e na mente. Combinando as mudanças físicas em sua dieta e as alterações mentais, da forma em que você pensa e vive a vida, você encontrará alívio imediato para o problema do baixo nível de testosterona e vai se sentir, outra vez, 100% homem.

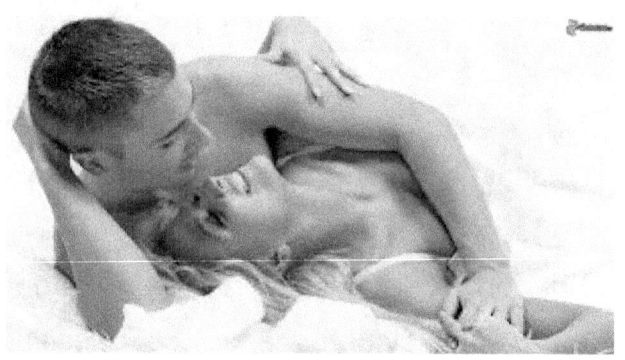

Corpo

Há várias maneiras em que você pode causar mudanças físicas em sua vida. Alguns nutrientes de sua dieta são necessários para o corpo funcionar adequadamente, no entanto, existem outros elementos negativos que você coloca em seu corpo e que também afeta sua saúde. Se concentrando no que deve ser adicionado e no que deve eliminar de sua dieta, você pode provocar as mudanças positivas em seu corpo e em sua vida.

Você deve ter certeza de obter suficiente quantidade dos seguintes nutrientes na sua dieta. Vamos então analisar todos eles individualmente, e vou dar-lhe sugestões para agregá-los à sua dieta.

Iodo: O iodo é encontrado em todas as células do corpo humano.

Ela ajuda a glândula tiroide a produzir hormônios e é necessário para a produção de testosterona.

L-Taurina: Estudos têm demonstrado que o consumo de L-taurina aumentou a testosterona em ratos de laboratório até 200%. E desde que a fisiologia do rato é semelhante em muitos aspectos com os seres humanos, a pesquisa mostrou que tem o mesmo efeito em humanos.

Zinco: O zinco impede algumas substâncias químicas específicas no corpo masculino, que estimulam a produção de estrogênio. Portanto, é bom para os níveis de testosterona.

Vitamina D: A vitamina D é na verdade um hormônio que regula mais de 1.000 processos no corpo humano. Desempenha um papel crucial na fertilidade, o crescimento muscular e a produção de testosterona. A maioria das pessoas atualmente têm baixos níveis de vitamina D, por isso é importante incorporar na dieta, na medida do possível.

A vitamina D é naturalmente criada pela exposição ao sol, e como estamos atualmente muito mais tempo em casa, falhamos nesse aumento natural.

Tongkat Ali: Esta é uma erva uma planta com flores, nativa da Indonésia e da Malásia. Tem sido mostrado que reduz o hormônio do estresse cortisol do corpo e ajuda a aumentar a produção de testosterona.

Raiz do Cipó-Suma: É uma planta que cresce na maior parte da floresta amazônica. Contém uma grande variedade de nutrientes que ajudam no sistema endócrino e na produção de hormônios.

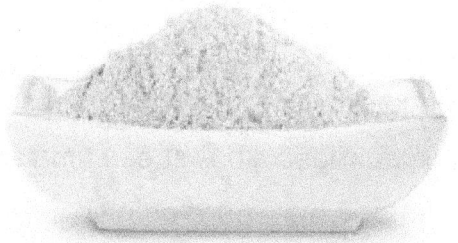

Ômega 3: O ácido graxo ômega 3 têm mostrado muitos benefícios para a saúde. Para nossos propósitos, ajuda a aumentar a produção do hormônio que desencadeia a produção de testosterona.

Magnésio: Um estudo mostrou que tomar um suplemento de magnésio aumentou, em atletas, seus níveis de testosterona em um 24%.

Também é um nutriente fundamental em muitas outras funções do corpo.

Ácido Aspártico: Este é um aminoácido não essencial, que demonstrou que aumenta a produção de testosterona em 33%. Embora este estudo fosse realizado em homens jovens com níveis normais de testosterona, os dados sugerem que ele também pode ajudar homens com baixa testosterona a aumentar seus níveis.

Mucuna Pruriens: Esta erva Índia é usada porque tem o efeito de aumentar o tamanho dos testículos. Também aumenta a produção natural de L-Dopa no corpo, uma substância química que aumenta os sensores do prazer no cérebro, o que naturalmente afeta os níveis de testosterona.

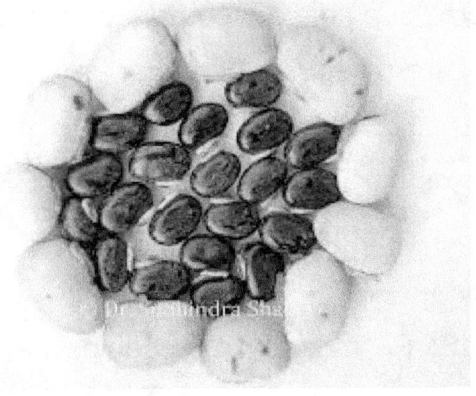

Reservatrol: Este é um fenol natural produzido em diferentes plantas. Foi mostrado que aumenta os níveis de testosterona do corpo até 50%. O único inconveniente é que ele pode se acumular no fígado ao longo do tempo.

Pólen de Pinheiro: O pólen de pinheiro contém testosterona pura e outras diferentes formas químicas de testosterona. Alguns o consideram o suplemento número um para aumentar os níveis de testosterona.

Pólen de Abelha: Semelhante ao pólen de pinheiro, o pólen de abelha contém testosterona pura, que é um bom complemento para seus níveis hormonais.

Vitamina K2: Esta é uma das vitaminas negligenciadas e é muito difícil de consumir bastante. Certifique-se de incorporar tanto quanto possível em sua dieta.

Selênio: Este é um dos minerais necessários para os testículos produzir testosterona. Certifique-se de consumir o suficiente em sua dieta, comendo castanhas ou outros alimentos ricos em selênio, ou tomar um suplemento.

Vitamina A: Há uma clara correlação entre o consumo de vitamina A e os níveis de testosterona. Existem teorias que sugerem que a vitamina A reduz a produção de estrogênios nos testículos.

Vitamina E: Se mostrou que baixos níveis de vitamina E está relacionada a altos níveis de estrogênio e vice versa.

Portanto, você deve obter os níveis adequados de vitamina E em sua dieta.

Ashwagandha: É uma planta que cresce na Índia e é um grande anti-stress. Níveis mais baixos de estresse levam a uma melhor produção de testosterona. Além disso, também ajuda a aumentar a produção de testosterona, então beneficia seu corpo duas vezes.

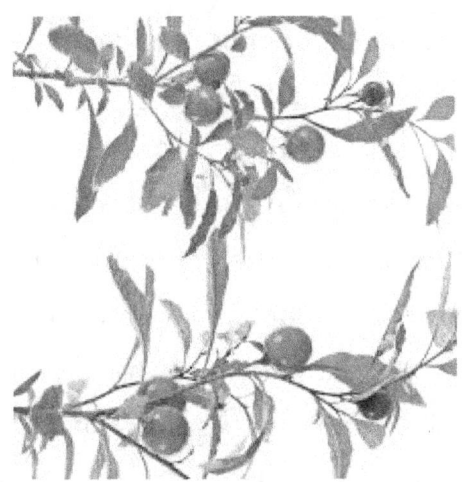

Shilajit: É uma substância semelhante ao alcatrão, que cresce no Himalaia. Estudos têm mostrado que injetar 200mg por dia melhora os níveis de testosterona em um 23,5%.

Feno-grego: É uma erva que tem mostrado que aumenta a produção de testosterona até 26% quando consumida por um período de oito semanas. Desconhece-se o mecanismo de operação.

Gengibre: Um estudo mostrou que o consumo de suplementos de gengibre aumentou a produção de testosterona 17%. Adicionar tanto gengibre quanto possível na sua dieta para conseguir um melhor efeito.

Geleia Real: É uma geleia secretada pelas glândulas das abelhas operárias na colmeia. Você pode comprar este suplemento, que tem provado aumentar os níveis de testosterona em até 20%.

Além disso, você precisa consumir esses alimentos:

Gordura Alimentar: Estudos têm mostrado que os homens que seguem uma dieta de baixo teor de gordura têm menos testosterona que os homens que comem mais gordura. Embora uma quantidade excessiva de gordura em sua dieta levará a um aumento de peso, devemos consumir algumas gorduras para seu corpo produzir níveis normais de testosterona.

Um pouco de Colesterol: O colesterol é um dos blocos de construção da testosterona, então se certifique de consumir algum colesterol em sua dieta.

Castanhas: As castanhas aumentam a testosterona naturalmente, embora o mecanismo para fazê-lo não é conhecido.

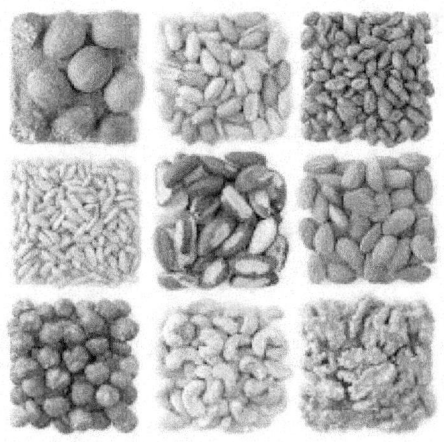

Carne Vermelha: A carne vermelha contém colesterol natural, gorduras saturadas e outros compostos que aumentam os níveis de testosterona no corpo. Além disso, altos níveis de proteína ajudam a aumentar a produção de músculo e uma maior percentagem de músculo ajuda a aumentar a produção de testosterona.

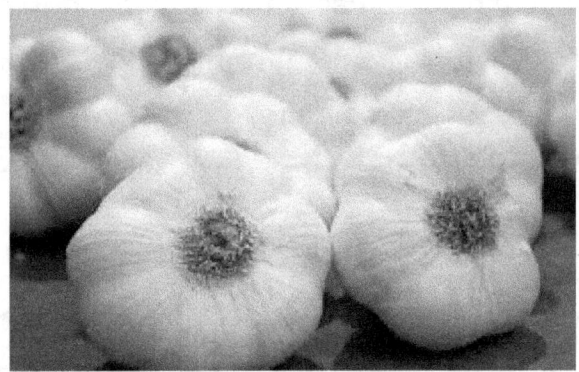

Alho: O alho melhora quase imediatamente os níveis de testosterona. Portanto, deve consumir alho, tanto quanto possível, até mesmo pode comer crus os dentes de alho (dividir em 4 partes e tomar como um comprimido, sem mastigar), se pode.

A tabela a seguir lista cada um desses nutrientes, e os alimentos ou suplementos para aumentá-los.

Suplemento / O que Comer / Onde Encontrá-lo

Iodo: Usar o sal com iodo.

Alimentos ricos em iodo incluem algas, bacalhau, iogurte, camarão, sardinha, salmão, leite, ovos e atum.

Você também pode tomar um suplemento de iodo.

L-Taurina: Ocorre naturalmente nos alimentos, especialmente carnes e frutos do mar.

Você também pode tomar um suplemento de iodo.

Zinco: Pode ser encontrado em grandes quantidades no peixe, carne de vaca, cordeiro, germe de trigo, espinafre, sementes de abóbora, nozes, chocolate, carne de porco, frango, feijão e cogumelos.

Vitamina D: A exposição à luz solar ajuda o organismo a criar a sua própria vitamina D.

Alimentos ricos em vitamina D incluem peixes como o salmão e a cavala, e também leite desnatado, também pode tomar suplementos de vitamina D3.

Tongkat Ali: Pode comprar pó natural de Tongkat Ali em lojas de alimentos saudáveis ou revendedores on-line, como na amazon.com.

Raiz do Cipó-Suma: Compre o extrato de cipó-suma em lojas de alimentos saudáveis ou on-line.

Ácido Graxo Ômega 3: Este é um dos melhores alimentos para seu corpo.

Comer sementes de linho, nozes, sardinha, salmão, carne vermelha, camarão, couve e couve-flor.

Magnésio: Os vegetais de folhas verde escura como espinafre, couve, acelga, acelga suíça; nozes e sementes como amêndoas, sementes de girassol, castanhas, castanha de caju, pinhões, linhaça, nozes; peixes; abacate; banana; chocolate escuro; e iogurte com baixo teor de gordura.

Ácido Aspártico: Peixes como a garoupa, atum, lúcio, bacalhau, tilápia e olho-de-vidro laranja; espargos; algas marinhas.

Mucuna Pruriens: O pode comprar em pó, em lojas de alimentos saudáveis e on-line.

Reservatrol: Em uvas, vinho tinto e frutas vermelhas, ou em forma de suplemento.

Pólen de Pinheiro: Você pode comprar uma tintura de pólen de pinheiro em lojas de alimentos saudáveis ou on-line.

Pólen de Abelha: Pode comprar de pólen de abelha em lojas de alimentos saudáveis ou on-line.

Vitamina K2: Pode ser encontrada naturalmente em carnes e aves.

Também pode ser encontrado no queijo, ovos e manteiga.

Selênio: Pode ser encontrado em nozes, ostras, peixes como o atum, pão, sementes de girassol, carne de porco, carne vermelha, cordeiro, frango, peru, cogumelos e centeio.

Vitamina A: Encontrado em batatas, cenouras, espinafre, couve, mostarda, couve-flor, beterraba, nabos, acelga e abóbora.

Vitamina E: Você pode encontrá-lo em sementes de girassol, amêndoas, espinafre, acelga, abacate, amendoins, grelos, espargos, folhas de beterraba e mostarda.

Ashwagandha: Você pode comprar pó de ashwagandha ou comprimidos em lojas de alimentos naturais ou on-line.

Shilajit: Esta substância é muito difícil de conseguir.

Você também pode procurar o autêntico Shilajit on-line.

Feno-grego: Pode comprar pó natural do feno-grego em lojas de produtos naturais ou distribuidores on-line e usá-lo para fazer uma tintura.

Gengibre: O gengibre pode ser encontrado na maioria das lojas e é adicionado a muitos pratos.

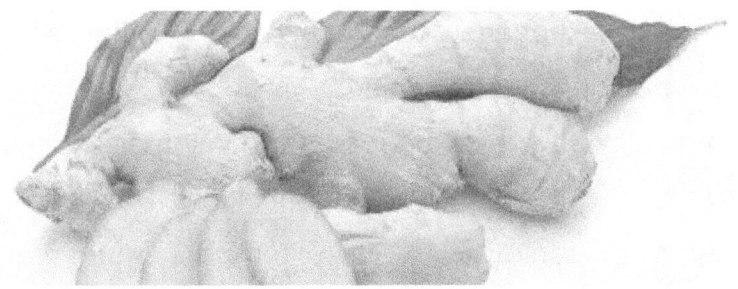

Você também pode tomar um suplemento de gengibre.

Geleia Real: A geleia real pode ser encontrada em lojas de alimentos naturais e on-line.

Um bom suplemento, que contém três ingredientes para aumentar a testosterona como a geleia real, chama-se Deleite da Rainha Durham.

Colesterol: Ovos, carne, macarrão e queijo, ice cream, lagosta, pele de frango e fígado.

Alho: Adicione alho, tanto quanto possível, a sua comida.

É especialmente comum em pratos italianos.

Você também pode comer alho cru.

Juntamente com a adição de alguns nutrientes na sua dieta, é muito importante **eliminar** certos elementos de sua dieta, que são prejudiciais para a produção de testosterona.

Alguns deles são:

Produtos de soja: Os produtos de soja aumentam os níveis de estrogênio no organismo, que reduz os níveis de testosterona. Portanto, certifique-se de evitar a soja e produtos de soja de sua dieta.

Beber álcool em excesso: O consumo excessivo de álcool reduz o tamanho dos testículos e faz com que o estrogênio se converta em testosterona, o que diminui os níveis de testosterona. Também tem o efeito colateral do produzir, o que é comumente conhecido como "peitos de homem".

Consumo excessivo de cerveja: A cerveja contém lúpulo, que tem muitos produtos químicos que estimulam a produção de estrogênio no corpo do homem. Portanto, beber muita cerveja é ruim para a produção de testosterona.

Açúcar: Os efeitos do açúcar no organismo são devastadores, e isso inclui a produção do hormônio testosterona. Um estudo mostrou que comer alimentos com adição de açúcar, reduz os níveis de testosterona em 25%. E o que é pior, o efeito dura várias horas após a refeição concluída. Muitos alimentos processados contêm açúcar, então é muito importante reduzir a sua ingestão de açúcar, tanto quanto possível.

Café: Limitar a ingestão de café. Se você bebe muito café aumentará seus níveis de cortisol, o que reduzirá seus níveis de testosterona. Também, bebendo café pela tarde, há o risco de perturbar o seu ciclo de sono e o sono é essencial para aumentar a produção de testosterona do corpo.

Mercúrio: O mercúrio é uma toxina que destrói a produção de testosterona. Peixes criados ou capturados em águas poluídas contêm altos níveis de mercúrio. Portanto, enquanto o peixe pode ser uma adição saudável para sua dieta, certifique-se da origem e qualidade do peixe antes de comprar.

Flúor: O flúor é uma substância química que pode ser encontrada em muitos lugares, de nosso creme dental à água que bebemos. Dificulta a atividade do iodo em nossas células, que como já vimos é um ingrediente vital para a produção das células. Evite o consumo a todo custo.

Cloro: O cloro age como o flúor e faz o mesmo dano. Também se deve evitar tanto quanto possível.

Bromo: Outro produto químico que age como o flúor, substituindo o iodo das células, assim, também deve ser evitado.

Muita fibra: Estudos têm demonstrado que uma dieta alta em fibra, causa uma diminuição de 12% nos níveis de testosterona. É importante ter algumas fibras em sua dieta, mas não exagere.

Dieta alta em proteínas. Semelhante a comer muita fibra, muita proteína terá os mesmos efeitos em seu corpo. Um pouco de proteína é necessário, mas uma dieta rica em proteínas resultará na redução dos níveis de testosterona.

Margarina: A manteiga é melhor. A margarina tem efeitos muito negativos sobre o nível de testosterona do corpo, portanto, esta é a melhor razão para incorporar um pouco de manteiga na sua dieta e não comer margarina, que é carregada com produtos químicos artificiais.

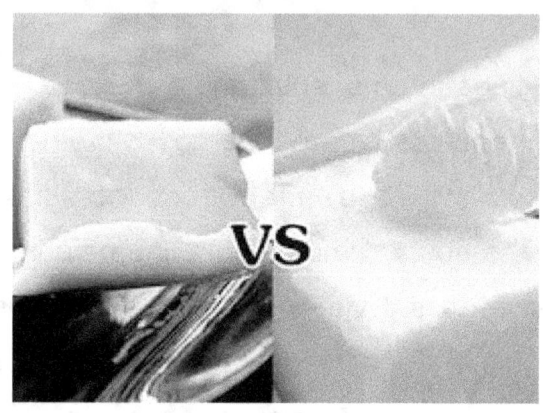

Produtos Químicos:

Tem sido demonstrado que os alimentos que contêm produtos químicos, pesticidas e outros ingredientes não naturais, baixam a testosterona do corpo. Portanto, é melhor comer carne, legumes e frutas orgânicas. Os alimentos não orgânicos contêm muitos produtos químicos e hormônios artificiais que aumentam o estrogênio e baixam a testosterona. Outros produtos químicos para evitar são os parabenos, que são encontrados em produtos cosméticos, tais como sabão. Portanto, é melhor usar produtos cosméticos naturais. Finalmente, evitar o plástico tanto quanto possível.

O plástico contém muitos produtos químicos tóxicos, então comer ou beber em recipientes plásticos pode transferir estes químicos para seu corpo.

Produtos de Soja: Qualquer produto que contenha soja, especialmente alimentos de substituição vegetariana e tofu.

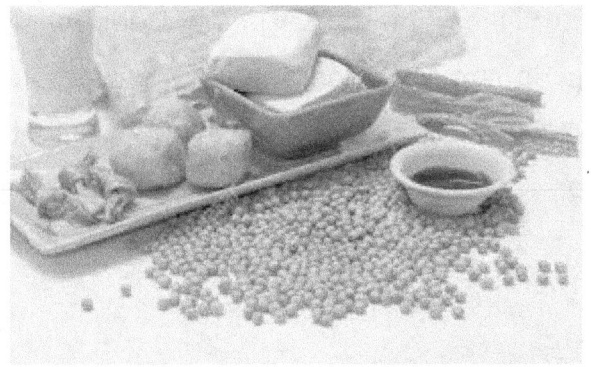

Açúcar: Muitos alimentos processados contêm açúcar. Verifique as etiquetas de ingredientes dos alimentos congelados ou enlatados e fazer sua própria comida em casa, sempre que possível.

Mercúrio: Alguns peixes, principalmente cavala, tubarão e espadarte. Xarope de milho com alto teor de frutose, e arroz.

Flúor: No creme dental e como um aditivo na água. Também em alimentos processados, bebidas com sabores, tais como refrigerantes, bebidas esportivas, sucos, cerveja e carnes processadas.

Cloro: Queijo salgado, tâmaras, nabos, batatas, alface, aipo, azeitonas, coco, laranja, suco de pepino. Também na maioria dos sais e conservantes. O corpo absorve também o cloro da piscina.

Bromo: O bromo está no pão e a farinha, a menos que rotulado "sem bromo", nos refrigerantes, sucos, piscinas, produtos não orgânicos, especialmente morangos e peixe criados em lagoas ou fazendas.

Margarina: Não compre margarina. Pequenas quantidades de manteiga são muito melhores para o seu corpo.

Produtos Químicos: Em muitas frutas e legumes, então os orgânicos são melhores. Eles são cultivados sem produtos químicos.

Mente

Além de fazer alterações no você introduz em seu corpo, você também terá que mudar a maneira em que usa a mente para conceituar sua vida. A mente é muito poderosa, e como você pensa e organiza a sua vida pode ter efeitos duradouros na sua saúde física.

Então por favor, mantenha isto na sua mente ao examinar cada uma das áreas da sua vida, porque isso pode ter um impacto direto sobre a produção de testosterona. Fazer alterações nessas áreas pode melhorar sua vida e sua saúde física.

Primeiro, vamos falar sobre o estresse sobre o cérebro e o corpo.

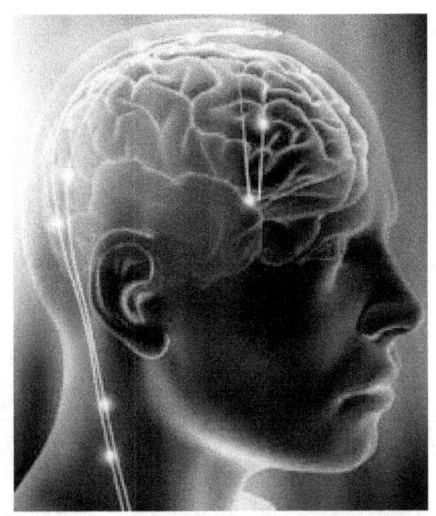

Quando com baixo estresse, o cérebro produz uma substância química chamada cortisol. O cortisol demonstrou ter vários efeitos negativos no organismo, incluindo danos às células e neurônios em seu cérebro. Além disso, grandes quantidades de cortisol durante um longo período de tempo reduz a capacidade natural do corpo para produzir testosterona. Se você estiver usando técnicas diferentes para controlar seus níveis de estresse, reduzirá a quantidade de cortisol no corpo, o que terá o efeito natural de aumentar a produção de testosterona.

Além de reduzir os níveis de testosterona, o stress tem sido associado com a disfunção erétil. Como já mencionamos, o estresse diminui a quantidade de testosterona produzida, mas o estresse também tem efeitos que afetam diretamente sua capacidade de atingir e manter uma ereção. Tem sido demonstrado que pessoas com alto estresse tendem a fazer escolhas ruins sobre seu estilo de vida, como fumar e comer mal, como mecanismos de adaptação.

Estas atividades podem levar ao acúmulo de placas nas artérias, incluindo as do pênis, o que leva à dificuldade na obtenção de um fluxo de sangue no pénis, necessária para conseguir uma ereção.

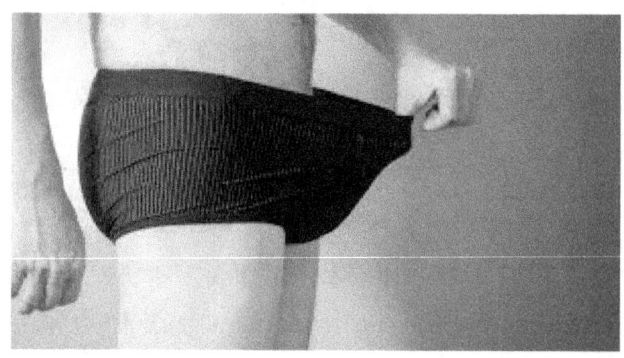

Altos níveis de cortisol causam que o corpo acumule gordura abdominal ao redor da barriga, que é um assassino para o desempenho masculino. Além disso, grandes quantidades de um hormônio que é produzido quando está sob stress, a noradrenalina, evita o pênis ficar duro. O cortisol e a noradrenalina reduzem a quantidade de óxido nítrico no corpo, e este produto químico ajuda a atingir e manter uma ereção.

Portanto, o efeito cumulativo do estresse em sua vida sexual é óbvio.

O cortisol também tem sido associado à depressão. Quando você tem depressão, o seu corpo produz um 68% mais de cortisol do que quando se sente feliz. Além disso, quando você está deprimido, seu corpo produz menos testosterona.

A moral da história: reduzir o stress e a depressão em sua vida aumentará seu nível de testosterona e sua capacidade sexual.

Aqui estão algumas chaves para reduzir eles na sua vida:

Não se esqueça de dormir o suficiente.
O sono está ligado à produção de testosterona. Seu corpo precisa de repouso adequado para produzir os hormônios no corpo. Também está ligado ao estresse no corpo. Se você não dorme o suficiente, você vai se sentir mais estressado durante o dia e será menos capaz de lidar com o estresse. Dormir 7-8 horas por noite.

Participar ativamente nas atividades de lazer e hobbies com seus entes queridos:

Mas não muitas. Quando uma pessoa se sente obrigada, sente mais stress. Diga não às coisas, se você está sobrecarregado.

Livre-se dos problemas do seu trabalho.

Os estudos têm demonstrado que os homens que interiorizar suas frustrações do trabalho, são duas vezes mais propensos a experimentar doenças cardíacas relacionadas com a doença do estresse.

Reservar tempo para rir e se divertir todos os dias.

O riso reduz o estresse naturalmente, então devemos sair com os amigos para se divertir e assistir a algo engraçado na TV ou encontrar outras maneiras de rir todos os dias.

Comer chocolate amargo.

A pesquisa mostrou que o chocolate pode reduzir os níveis de hormônios do estresse no corpo. Portanto, comer um pedaço todos os dias.

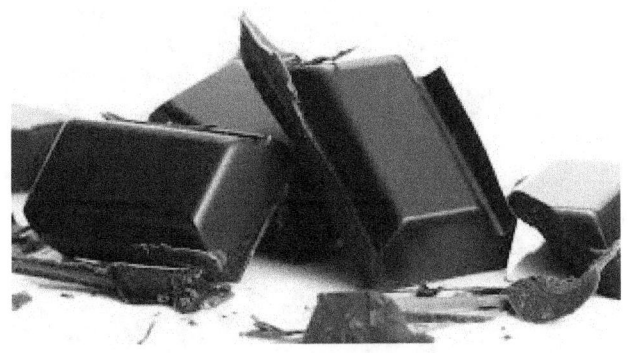

Praticar ioga.

A ioga, definitivamente, tem qualidades para redução do estresse. E é saudável para seu corpo.

Praticar meditação.

Qualquer tipo de meditação reduz os efeitos do estresse sobre o corpo. Praticar todos os dias, e você se sentirá melhor fisicamente e mentalmente.

Manter uma atitude positiva na vida.

Se você está constantemente pensando sobre as coisas negativas em sua vida, você vai sentir mais stress. Mas se você vê as coisas de uma forma mais positiva, e o que você tem, poderá ver as coisas boas da sua vida e será capaz de lidar com as negativas.

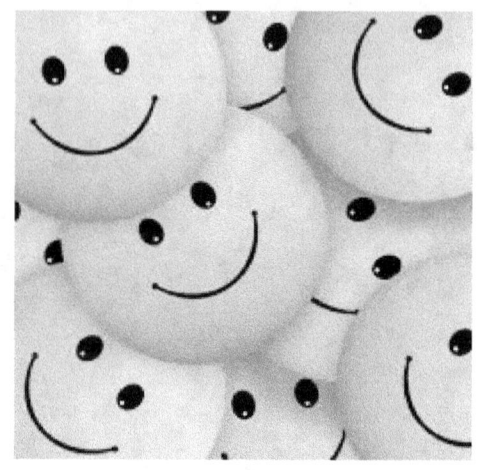

Participar de atividades de redução de stress.

Estas podem ser qualquer coisa que lhe faz sentir bem. Dê um passeio, participar de seu programa de TV favorito, falar com um amigo, fazer uma massagem ou ouvir música. Estes são apenas alguns exemplos das atividades que podem ajudar você a reduzir o estresse, mas pode ser qualquer atividade em que você vai encontrar tranquilidade e prazer.

Aceitar que você não pode mudar tudo.

Você não tem controle sobre todas as coisas ruins da vida e se incomodar com isso, não muda nada. Em vez disso, pare de se preocupar com elas. Você se sentirá melhor quase imediatamente.

Seguindo estas sugestões, você terá **controle do estresse e a depressão** em sua vida. Este, por sua vez, melhorará seu nível de testosterona e seu desempenho sexual.

Outras Maneiras de Aumentar a Produção de Testosterona

Além do focar-se em sua dieta e sua mente, existem outras mudanças simples que podem ajudá-lo a aumentar a produção de testosterona naturalmente. Adicionar as alterações mencionadas para obter melhores resultados no seu novo estilo de vida saudável.

Manter um Peso Saudável:

A obesidade é uma das principais causas de baixo nível de testosterona. Portanto, manter seu peso dentro de um nível saudável, ajudará você a aumentar os seus níveis de testosterona. As células de gordura estão cheias de estrogênio, o que diminui a produção de testosterona. Por conseguinte, reduzir as células de gordura aumentará os seus níveis de testosterona.

Mantenha-se Ativo:

A testosterona é um hormônio que ajuda seu corpo a funcionar fisicamente. Se você permanece inativo, por exemplo, sempre sentado num sofá, seu corpo se adaptará às reduzidas necessidades de hormônio. Portanto, ficando ativo seu corpo aumentará naturalmente a produção de testosterona. Não é necessário ser um grande atleta, caminhar meia hora todos os dias melhorará o seu nível de testosterona. Além disso, fazendo um treinamento para construir o músculo de força, seu corpo naturalmente produz mais testosterona.

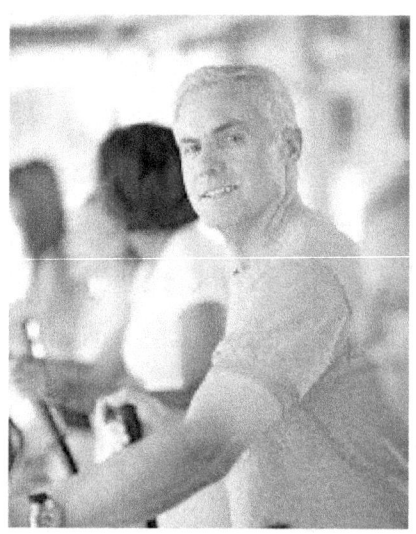

Levantar pesos duas vezes por semana pode fazer melhorias no nível de testosterona. Não se esqueça, no entanto, não fazer demais. Estudos mostram que as sessões de treinamento longas e em excesso tem o efeito oposto. Portanto, é essencial moderação no exercício.

Parar de Fumar:

Os cigarros contêm mais de 7.500 substâncias químicas, que causam muitos danos ao seu corpo e causam estragos na produção de testosterona. Além do dano à produção de hormônios, sua saúde geral melhorará consideravelmente se você parar de fumar. Obtenha ajuda para parar de fumar se necessário.

Seja orgulhoso e confiante:

A pesquisa mostra que, quando você mantem uma atitude de corpo masculina, os níveis de testosterona têm um drástico aumento de até 20%. Essas ações incluem ficar firme e orgulhoso, olhar as pessoas nos olhos, se sentir proprietário do espaço onde você está e andar lentamente, eles vão fazer você se sentir mais viril.

Verifique os medicamentos que você está tomando:

Alguns medicamentos diminuem os níveis de testosterona. Se estiver tomando algum medicamento, verificar os efeitos colaterais com o seu médico. Pode ser que, com um estilo de vida saudável como o descrito neste livro, não os precise mais.

Receitas para Aumentar os Níveis de Testosterona

Os alimentos e nutrientes que você come são muito importantes no controle de seus níveis de testosterona, aqui incluímos várias receitas que ajudam você a aumentá-los. Estas receitas são deliciosas e aumentarão naturalmente seus níveis de testosterona. Eles contêm muitos dos ingredientes descritos acima, para aumentar a produção de testosterona naturalmente.

Café da manhã

Batido de Café da Manhã

50 gramas de manteiga de leite orgânico

50 gramas de proteína em pó, não desnaturada

4 ovos inteiros orgânicos

1 colher de azeite

1 colher de chá de gengibre em pó

1 colher de sopa de pó de Ashwagandha (ou qualquer outra erva de aumento de testosterona)

50 cl. de leite cru, se você não pode obter o leite cru, pode usar leite integral

Baunilha orgânica (a gosto)

Misturar todos os ingredientes em um liquidificador e beber

Omelete de Feijão

2 colheres de coentro fresco picado

¼ colher de chá de sal

4 claras de ovos grandes

1 ovo

½ xícara de feijão preto cozido, lavado e escorrido

¼ xícara de cebolinha picada

¼ xícara de queijo cheddar magro picado

¼ xícara de molho (a gosto)

Spray de cozinha

Misturar os 4 primeiros ingredientes em uma tigela média, mexendo com um batedor. Misturar o feijão, cebola, queijo e salsa em uma tigela média.

Aqueça uma frigideira antiaderente, com o spray de cozinha a fogo médio. Despejar a mistura do ovo na frigideira; deixar cozinhar levemente.

Inclinar a frigideira e levantar suavemente as bordas da omelete com uma espátula; permitir a parte crua fluir sob a porção cozida.

Cozinhar 3 minutos; virar a omelete.

Colocar o feijão no meio da omelete.

Soltar cuidadosamente a omelete da frigideira com uma espátula; dobrar ao meio.

Cozinhar 1 minuto ou até o queijo derreter.

Colocar a omelete num prato; cortar ao meio.

Omelete de Espinafre

2 ovos

1 xícara de folhas de espinafre

1 ½ colheres de queijo parmesão ralado

1 pitada de gengibre em pó

1 colher de chá de cebola em pó

Sal e pimenta a gosto

Em uma tigela, bater os ovos e adicionar o espinafre e queijo parmesão.

Temperar com cebola em pó, noz-moscada, sal e pimenta.

Em uma frigideira pequena, colocar spray de cozinha e em fogo médio, cozinhar a mistura do ovo cerca de 3 minutos, até cozinhar um pouco.

Virar com uma espátula e continuar cozinhando por 2 a 3 minutos.

Reduzir o fogo e continuar cozinhando de 2 a 3 minutos ou até o ponto desejado.

Mistura de sementes de linho

Misturar as sementes de linho com seu café da manhã favorito, bem como iogurte, na massa de panquecas, aveia, ou adicionar em um batido.

Repolho e ovos mexidos

1 fatia de bacon, picado
2 ovos caipiras, ligeiramente batidos
2 xícaras de repolho picado
Sal e pimenta a gosto

Aquecer uma frigideira pesada (ferro fundido é ideal) e colocar o bacon.

Deixar sair a gordura do bacon.

Acrescentar o repolho picado e refogar por um minuto com o bacon.

Despejar os ovos batidos sobre o repolho e bacon, mexer até que os ovos estejam feitos, a gosto.

Temperar com sal e pimenta, a gosto.

Omelete em Sacola

2 ovos

2 fatias de presunto, picado

½ xícara queijo Cheddar baixo em gordura

1 colher de cebola picada

1 colher de pimentão verde picado

2 colheres de tomate picado

1 colher de molho

2 cogumelos, fatiados

Quebrar os ovos em um saco de congelar/cozinhar grande.

Remover a maior parte do ar e selar.

Agitar ou pressionar para bater os ovos.

Abrir a sacola e adicionar o presunto, queijo, cebola, pimentão, tomate, molho e cogumelos.

Extrair todo o ar que poder e selar a sacola.

Levar uma panela grande com água a ferver.

Colocar até 8 sacos ao mesmo tempo na água fervendo.

Cozinhar por 13 minutos.

Abrir a sacola e deixar cair a omelete em um prato.

A omelete deve cair facilmente.

Omelete de Camarão

1 cebola picada

1 dente de alho picado

½ xícara de cogumelos picados

¼ xícara de pimentão verde picado

12 camarões médios; sem pele e sem veias

5 ovos

½ xícara de leite

1 colher de chá de curry em pó

Sal e pimenta a gosto

1 colher de azeite

1 xícara de queijo Cheddar baixo em gordura

1 tomate picado

Numa frigideira antiaderente média em fogo médio, cozinhar a cebola, alho, cogumelos e pimentão até que estejam macios, cerca de 5 minutos, misturar os camarões e cozinhar até que estejam opacos.

Retirar do fogo e reservar.

Em uma tigela média, bater os ovos e o leite.

Misturar o curry, sal e pimenta a gosto.

Aquecer o azeite em uma frigideira em fogo médio.

Despejar a mistura de ovo e cozinhar por 5 minutos ou até que esteja ao seu gosto.

Colocar a mistura de queijo, tomate, cebola e camarão.

Dobrar a omelete sobre o recheio e servir quente.

Milkshake de Banana, Mirtilos e Sementes de Linho

½ xícara de mirtilos frescos ou congelados

1 banana média

8 onças de leite de amêndoa

Suco de ½ limão

1 colher de chá de sementes de linho

Colocar os ingredientes no liquidificador e misturar

Ovos Mexidos com Gérmen de Trigo

6 tomates cereja, cortados em quartos

1 pimenta malagueta, sem sementes e cortada em quartos

1 dente de alho

1 xícara de cebola branca picada

2 colheres de azeite

¼ colher de chá de sal

¼ colher de chá de pimenta do reino (ou a gosto)

2 colheres de chá de vinagre de vinho

8 colheres de chá de germe de trigo torrado

½ xícara de queijo baixo em gordura

8 tortilhas de milho

8 ovos

Molho picante, a gosto

2 colheres de coentro fresco picado para decoração

8 fatias de limão, para decorar

Pré-aquecer o forno a uma temperatura de 220°C.

Em uma tigela grande misturar o tomate, malagueta, alho e cebola.

Adicionar 1 colher de azeite, sal e pimenta a gosto.

Transferir para uma forma de forno e assar por 20 minutos, até que os vegetais estejam cozidos.

Retirar os legumes do forno e colocar no processador de alimentos; adicionar vinagre de vinho e triturar até que a consistência seja homogênea ou a desejada.

Transferir para uma tigela e reservar até que esteja pronto para usar.

(Nota: O molho pode ser feito com 2 dias de antecedência e aquecido antes de passar para a próxima etapa).

Aquecer o forno a uma temperatura de 180°C. Enrolar as tortilhas de milho em papel de alumínio e esquentar no forno por cerca de 3 minutos. Uma vez quente, retirar o papel alumínio e colocar as tortilhas em duas placas para cozer.

Colocar aproximadamente 3 colheres de sopa do molho sobre cada tortilha e polvilhar com 1 colher de chá de gérmen de trigo e 1 colher de sopa de queijo ralado.

Colocar no forno até que os ovos estejam prontos, a seu gosto. Em uma frigideira antiaderente grande, aquecer 1 ½ colheres de sopa de azeite em fogo médio-alto.

Dependendo do tamanho da sua frigideira, colocar de 2 a 4 ovos e cozinhar por 1 ou 2 minutos.

Virar os ovos e cozinhar 1 a 2 minutos ou até desejado.

Retirar do fogo.

Retirar as tortilhas do forno e colocar um ovo em cima de cada uma.

Repetir com os ovos restantes.

Servir imediatamente com molho picante, coentro e limão.

Waffles de Abobora com Gérmen de Trigo

1 xícara de mistura para Waffles

½ xícara de gérmen de trigo com mel crunch

¾ xícara soro de leite desnatado

¼ xícara de conserva de abóbora

3 colheres de sopa de óleo vegetal

½ colher de chá de canela

1 ovo

2 colheres de açúcar mascavo

Pré-aquecer o ferro de waffles.

Se você usa um ferro de waffles antiaderente, não é necessário usar óleo.

Se você usa um que requer óleo, siga as instruções do fabricante.

Em uma tigela grande, misturar todos os ingredientes.

Colocar 1/3 da massa no centro do ferro de waffles pré-aquecido, fechar a tampa e cozinhar por 3 a 5 minutos, ou de acordo com as instruções do fabricante.

Cuidadosamente com um garfo, retirar o waffle do ferro.

Servir os waffles com xarope de maple, geleia ou um pouco de açúcar em pó.

Nota: Enquanto os outros waffles são cozidos,

Mantenha quentes os waffles preparados no forno a 100°C.

Almoço

Salada de Ovos e Cogumelos

Preparar 4 ovos bem cozidos, picados.

Fritar 2 xícaras de cogumelos em fatias e 1 xícara de cebola picada em 1/3 de xícara de azeite.

Misturar com os ovos, 3 colheres de creme azedo, salsa picada e sal e pimenta.

Servir com pão de centeio torrado.

Atum Crocante

1 fatia de pão de brotos de gergelim

2 onças de atum enlatado em água

2 colheres de sementes de girassol

1 fatia de queijo provolone

Torrar ligeiramente o pão e depois colocar em cima o atum, sementes de girassol e queijo.

Colocar no gratinador, para esquentar o atum e derreter o queijo.

Salada Verde com Nozes e Sementes

Molho:

2 colheres de suco de limão (1 limão)

1 colher de vinagre balsâmico

1 colher de mostarda

½ colher de chá de sal

2 colheres de azeite

1 colher de suco de laranja

1/8 colher de sopa de pimenta do reino

Salada:

      2 corações de alface em pedaços pequenos

      2 xícaras de folhas de espinafre

      1 ½ onças de queijo feta, esfarelado

      1 pacote de tomates cereja, cortados ao meio

      ½ pacote de metades de noz, torradas e picadas

      ¼ pacote de sementes de girassol torrado sem sal

      ¼ pacote de pinhões torrados

Preparar o molho:

Misturar o suco de limão, vinagre, mostarda e sal em um pote com tampa. Agitar para dissolver a mostarda e o sal.
Adicionar o azeite, o suco de laranja e a pimenta.
Cobrir e agitar bem.

Preparar a salada:

Misturar todos os ingredientes da salada em uma tigela grande.
Despejar o molho sobre a salada e misturar com cuidado.

Salada com Atum e Nozes

1 lata de atum em água, com carne branca (em uma única peça)

1 talo de aipo, picado

4 rabanetes picados

1 colher de cebola roxa picada

½ maçã Smith, picada

2 ou 3 colheres de salsa picada

2 colheres de suco de limão

3 ou 4 colheres de maionese light

¼ xícara de nozes picadas, levemente torradas

Colocar o atum em uma tigela e separar com um garfo as laminas.

Adicionar os ingredientes restantes e misturar bem.

Sanduíche de Tomate, Abacate e Alface

Faça um sanduíche com fatias de abacate, maionese, alface, tomate, pepino e pão de trigo integral.

Salada de Frango Grelhado com Manga e Abacate

2 colheres de azeite

2 colheres de suco de limão natural

2 colheres de chutney de manga

1 colher de molho de soja; se possível de baixo teor de sódio

¾ colher de chá de gengibre fresco descascado ralado

4 metades de peito de frango sem pele e sem ossos

Spray de cozinha

8 xícaras de mistura de alface

1 xícara de polpa de manga em cubinhos

¾ xícara de abacate cortado em cubinhos

Misturar o suco de limão, molho de pimenta, molho de soja e gengibre em uma tigela pequena.

Colocar o frango em um prato grande e polvilhar com 2 colheres da mistura sobre o frango, reservando o restante para a salada.

Virar o frango para pulverizar e deixar descansar por 5 minutos.

Colocar o frango na grelha, com azeite pulverizado; alguns minutos de cada lado ou até o frango estar feito, polvilhar com a mistura antes de virar o frango.

Cortar o frango transversalmente em tiras.

Dividir a alface, manga e abacate em 4 pratos.

Colocar o frango sobre a alface.

Regar com a mistura reservados sobre a salada.

Salada de Bife BLT

400 gramas de filé, cortado

¾ colher de chá de sal

¼ colher de chá de pimenta do reino

spray de cozinha

1 colher de azeite

1 colher de vinagre de maça

1 colher de chá de mostarda Dijon

6 xícaras de alface em pedaços pequenos

1 xícara de tomates cereja, cortados ao meio

1 cebola roxa pequena, finamente picada

¼ xícara de pedaços de queijo azul

2 tiras de bacon de peru, fritado e desfiado

Polvilhar sobre a carne 1/2 colher de chá de sal e pimenta.

Pulverizar azeite numa frigideira antiaderente, esquentar a fogo médio-alto.

Colocar a carne e cozinhar por 5 minutos de cada lado, ou a gosto.

Transferir a carne para uma tábua de cortar e deixar descansar por 5 minutos.

Cortar os filés contra ângulo, em 12 tiras.

Enquanto isso, bater em uma tigela grande o óleo, vinagre, mostarda e 1/4 colher de chá de sal.

Adicionar a alface, tomates e cebolas e mexer para misturar bem.

Transferir a salada para um prato.

Cobrir com as fatias de carne e polvilhar com queijo e bacon.

Servir imediatamente.

Salada de Frango e Abacate

2 colheres de azeite

2 colheres de suco de limão natural

3/8 colher de chá de sal kosher

1/8 colher de chá de pimenta do reino

2 xícaras de peito de frango desfiado, sem pele, desossado e cozido

¼ xícara de coentro fresco picado

¾ xícara de molho

1 abacate maduro picado

3 onças chips (ou batatas fritas) de pacote

Misturar os 4 primeiros ingredientes em uma tigela média, mexendo com um batedor.

Adicionar o frango e coentro; mexer para combinar.

Misturar delicadamente o molho e abacate.

Servir com os chips.

Molho Chile

Esta é uma ótima receita para preparar previamente e deixar preparada.

800 gramas de bife

1 cebola picada

3-4 dentes de alho picado

200 gramas de feijão vermelho, lavado e escorrido

400 gramas de molho de tomate

1 garrafa de cerveja preta

350 cl. de caldo de carne

150 gramas de extrato de tomate

5 pimentas bode verde picadas

2 colheres de malagueta em pó

1 colher de molho Worcestershire

2 colheres de chá de cominho

1-2 colheres de chá de pimenta vermelha em pó

1 colher de chá de páprica doce

1 colher de chá de molho picante

Acompanhamento: fatias de malagueta em vinagre em conserva.

Cozinhar os 3 primeiros ingredientes em uma panela em fogo médio, mexendo, até que a carne esteja macia e não de cor de rosa.

Escorrer muito bem.

Misturar a carne, feijão e outros 11 ingredientes na panela; deixar ferver.

Reduzir o calor e cozinhar por 3 horas ou até engrossar.

Decorar se desejado.

Wrap de Atum Mediterrâneo

2 latas de atum em água, bem escorrido.

¼ xícara de cebola roxa finamente picada

¼ xícara de salsa picada

¼ xícara de azeitonas picadas

3 colheres de azeite

½ colher de chá de raspas de limão

2 colheres de suco de limão natural

Sal

Pimenta do reino moída

6 xícaras de alface mista lavadas

4 pães de forma integral

2 tomates grandes em fatias

Em uma tigela média, misturar o atum, cebola, salsa e azeitonas.

Em uma tigela pequena, misturar o azeite, as raspas, suco de limão, sal e pimenta.

Verter 2/3 do molho sobre a mistura de atum e misturar.

Em outra tigela, despejar o resto do molho sobre os legumes e misturar.

Colocar uma pequena quantidade de salada de atum sobre cada pedaço de pão.

Cobrir com 1 ½ xícaras de legumes e fatias de tomate.

Enrolar o pão e servir.

Janta

Costeletas de Porco Assadas com Abóbora e Couve

1 abóbora pequena, descascada, sem sementes e cortada em pedaços pequenos

¼ xícara de folhas de sálvia fresca

2 ½ colheres de azeite

Sal kosher e pimenta do reino

4 costeletas de porco com osso (cada um de 2,5 cm de espessura, cerca de 800 g no total)

2 dentes de alho, finamente laminados

Folhas de couve, sem os centros das folhas e cortadas em pedaços (aproximadamente 14 xícaras)

Aquecer o forno a 220°C.

Em uma assadeira grande, colocar a abóbora e cobrir com a sálvia fresca, 1 colher de óleo, ½ colher de chá de sal e ¼ colher de chá de pimenta.

Cozinhar mexendo ocasionalmente, até que esteja macia, de 30 a 35 minutos.

Quando a abóbora já cozinhou por 20 minutos, esquentar 1 colher de óleo restante em uma frigideira grande em fogo alto.

Temperar a carne de porco com ½ colher de chá de sal e ¼ colher de chá de pimenta.

Assar o frango de 3 a 5 minutos de cada lado.

Transferir a carne de porco à forma do forno com a abóbora e assar até que a carne de porco esteja cozida, de 6 a 8 minutos.

Entretanto, adicionar o óleo restante na frigideira, em fogo médio.

Adicionar o alho e cozinhar, mexendo, até dourar, cerca de 30 segundos.

Adicionar a couve, ¼ xícara de água e ¼ colher de chá de sal.

Cozinhar, misturar a couve e raspar qualquer pedaço marrom no fundo da panela, até que a couve esteja macia, de 5 a 7 minutos.

Servir com a carne de porco e abóbora.

Sopa Minestrone e Acelga

1 colher de azeite

1 cebola picada

2 dentes de alho picados

Sal grosso e pimenta, a gosto

2 colheres de extrato de tomate

400 gramas de acelga, sem os centros das folhas e cortadas em pedaços (não usar faca)

½ colher de chá de tomilho seco

½ colher de chá de flocos de pimenta vermelha

400 gramas de feijão branco (cozido), lavado e escorrido

1 lata (uns 350 gramas) de tomates inteiros, cortado em pedaços

Queijo parmesão ralado

Em uma frigideira grande, aquecer o azeite em fogo médio.

Adicionar a cebola e o alho, temperar com sal e pimenta.

Cozinhar mexendo ocasionalmente, até que esteja macia, de 5 a 6 minutos.

Adicionar a extrato de tomate e cozinhar, mexendo, uns 30 segundos.

Adicionar a acelga, tomilho e os flocos de pimenta vermelha.

Cozinhar mexendo ocasionalmente, até que a acelga esteja macia, de 2 a 4 minutos.

Colocar 1/4 do feijão em uma tigela e amassar com as costas de uma colher (isso ajudará a engrossar a sopa).

Adicionar o resto do feijão na frigideira, o tomate com seu suco e 4 xícaras de água.

Deixar ferver, reduzir o fogo, tampar e cozinhar até tudo ficar macio, de 10 a 15 minutos.

Temperar com sal e pimenta e servir com queijo parmesão ralado, se desejar.

Quiche com Cogumelos, Acelga e Cheddar

Para a Crosta

2 pedaços de manteiga sem sal, cortadas em pedaços pequenos e congelada até ficar firme

2 2/3 xícaras de farinha sem bromo, e um pouco mais para a superfície

Sal grosso

1 ovo grande, mais 1 gema de ovo

¼ de xícara mais 3 colheres de água gelada

Pulverizador com óleo vegetal

Para o Recheio

3 colheres de manteiga sem sal

400 gramas de cogumelos, cortados

Sal grosso e pimenta, a gosto

2 dentes de alho picados

300 gramas de acelgas, sem os centros das folhas e cortadas em pedaços (aproximadamente 14 xícaras)

9 ovos

3 ¼ xícaras de creme de leite half & half

2 ½ xícaras de queijo cheddar branco ralado (180 gramas)

Fazendo a Crosta:

Misturar a manteiga, farinha e 1 colher de chá de sal em um processador de alimentos até que se assemelhe a uma farinha grossa, em alguns pedaços grandes.

Bater o ovo, a gema de ovo e água.

Misturar a preparação da farinha, incorporar a mistura de ovos, para formar a massa.

Colocar a massa sobre um filme plástico; formar um retângulo e envolver.

Deixar na geladeira até ficar firme, pelo menos 1 hora.

Esticar a massa em um retângulo de 40 x 50 cm (aprox.) sobre uma superfície enfarinhada .

Deixar na geladeira até ficar firme, pelo menos 15 minutos.

Cobrir uma bandeja assadeira com spray de cozinha.

Colocar a massa sobre a forma.

Dobrar o excesso para baixo e apertar para formar uma crosta que se estenda 1,50 cm acima da borda.

Deixar na geladeira até ficar firme, pelo menos 30 minutos.

Pré-aquecer o forno a 280° C, com uma grade na posição do meio e o outra no inferior.

Alinhar a massa na folha de forno, pressionar e deixar uma saliência de 5 cm nas laterais.

Cobrir com feijão ou grão de bico seco para mantê-la assim.

Dobrar a folha sobre as bordas da crosta.

Assar na grade inferior, virando na metade da cocção, por 40 minutos.

Retirar o feijão e a folha de cozimento.

Assar até ficar dourada e crocante, geralmente de 15 a 17 minutos.

Deixar esfriar ligeiramente sobre uma grade.

Reduzir a temperatura do forno para 180°C.

Fazendo o Recheio:

Aquecer 2 colheres de manteiga em uma frigideira grande em fogo alto.

Cozinhar os cogumelos até ficar macios, cerca de 8 minutos (regular a temperatura, se necessário).

Temperar com ½ colher de chá de sal e um pouco de pimenta; reservar em uma tigela.

Deixar esfriar a frigideira.

Adicionar o restante da manteiga.

Cozinhar o alho em fogo baixo, mexendo sempre, até dourar, cerca de 1 minuto.

Adicionar a acelga; temperar com ½ colher de chá de sal e um pouco de pimenta.

Cozinhar com a tampa, mexendo ocasionalmente, até ficar macias, cerca de 6 minutos.

Aumentar o calor

Cozinhar até o líquido evaporar.

Misturar a acelga com os cogumelos.

Deixar esfriar um pouco.

Em uma tigela, bater os ovos com o creme e 2 colheres de chá de sal.

Polvilhar 1 ¼ xícaras de queijo sobre a massa de torta.

Espalhar a mistura de acelga e cogumelos em cima.

Polvilhar com o queijo restante.

Lentamente e de forma uniforme despejar o creme sobre o queijo e os legumes.

(Não deve ser mais de 1 cm. na parte superior da crosta).

Assar na grade do meio, virar na metade do cozimento, até que o creme estiver cozido, de 35 a 45 minutos.

Deixar em uma grade por 15 minutos.

Cortar em quadrados.

Servir imediatamente.

Mero no Vapor com Couve e Nozes

4 a 6 filetes de mero sem pele

3 colheres de azeite

Sal kosher e pimenta do reino

1 limão, fatiado

3 colheres de manteiga sem sal

½ xícara de nozes picadas

2 dentes de alho picados

8 xícaras de couve, sem os centros das folhas e cortadas em pedaços.

Aquecer o forno a 200°C.

Cobrir ambos os lados do peixe com 1 colher de azeite.

Colocar em uma única camada em uma bandeja de assar.

Temperar com ½ colher de chá de sal e ¼ colher de chá de pimenta.

Colocar as fatias de limão por cima e assar até que o peixe fique opaco, cerca de 15 minutos.

Enquanto isso, em uma frigideira grande, derreter 2 colheres de sopa de manteiga em fogo médio.

Adicionar as nozes.

Mexer ocasionalmente até dourar ligeiramente, cerca de 3 minutos.

Retirar da frigideira e servir.

Adicionar à frigideira o alho e as 2 colheres do óleo restante e 1 colher de manteiga.

Cozinhar por 30 segundos.

Adicionar a couve, o copo de água e a colher de chá de sal e mexer.

Cozinhar com a tampa, mexendo ocasionalmente, até ficar macias, cerca de 5 minutos.

Adicionar as nozes.

Servir com o peixe.

Sopa de Repolho e Feijão branco

2 colheres de azeite

4 dentes de alho picados

2 talos de aipo, fatiado

1 cebola grande picada

Sal kosher e pimenta do reino

400 gramas de feijão branco (cozido), lavado e escorrido

1 xícara de macarrão para sopa pequena

8 xícaras de repolho, sem o centro das folhas e cortado em pedaços

2 colheres de alecrim fresco picado

½ xícara de queijo parmesão ralado (60 g), mais um pouco da casca do queijo (opcional)

1 colher de suco de limão

1 fatia de pão, quente

Aquecer o azeite em uma panela grande em fogo médio-alto.

Adicionar o alho, aipo, cebola, 1 ½ colher de chá de sal e ½ colher de chá de pimenta e cozinhar, mexendo ocasionalmente, até que esteja macio, de 4 a 6 minutos.

Adicionar o feijão, macarrão, repolho, alecrim, 8 copos de água e a casca de queijo parmesão (se estiver usando).

Cobrir e deixar ferver.

Reduzir o fogo e cozinhar em fogo baixo até o macarrão e o repolho ficar macios, de 4 a 5 minutos.

Retirar a casca do queijo parmesão.

Adicionar o suco de limão e salpique com lascas de parmesão antes de servir.

Servir com o pão.

Lombo de Porco com Molho de Cogumelos

450 gramas de lombo, cortado

¾ colher de chá de sal kosher, dividida

½ colher de chá de pimenta do reino

2 colheres de azeite

1 pacote (220 g) de cogumelos fatiados

3 dentes de alho picados

2 colheres de chá de vinagre de vinho branco

1 xícara de caldo de galinha, sem gordura e com baixo teor de sódio

¼ xícara de creme azedo

2 colheres de chá de mostarda de Dijon

3 colheres de salsinha fresca picada

Colocar uma pequena assadeira no forno.

Aquecer o forno a 210°C.

Temperar a carne de porco com ½ colher de chá de sal e pimenta.

Untar a assadeira com 1 colher de azeite de oliva.

Colocar o lombo sobre a forma.

Assar a 220°C por 20 minutos ou até que um termômetro inserido na parte mais grossa de porco registre 75°C, dando a volta após 10 minutos.

Retirar a carne da assadeira e deixar repousar 10 minutos.

Colocar a assadeira no fogão a fogo médio-alto.

Untar a assadeira com 1 colher de azeite de oliva.

Adicionar os cogumelos, refogar por 4 minutos, mexendo de vez em quando.

Adicionar o alho e refogar 1 minuto, mexendo sempre.

Adicionar o vinagre e deixar ferver, raspando a assadeira para liberar o que pregou.

Cozinhar 1 minuto ou até que o líquido tenha evaporado quase todo, mexendo de vez em quando.

Adicionar o restante do sal e do caldo, deixar ferver.

Cozinhar até que o líquido é reduzido para 1/3 de xícara (aproximadamente 7 minutos).

Retirar do fogo e adicionar o creme azedo e a mostarda.

Cortar o lombo transversalmente em tiras.

Colocar a carne de porco em 4 pratos e em cima de cada porção colocar aproximadamente 2 ½ colheres de molho.

Decorar com salsinha picada.

Abobrinha Refogada com Sementes de Girassol

2 colheres de sopa de azeite

6 dentes de alho picados

1 colher de chá de flocos de pimenta vermelha

1 kg. de abóboras frescas sortidas

(como abobrinha, abóbora amarela e outras),
finamente cortada em fatias

¼ colher de chá de sal

1 xícara de sementes de girassol

Em uma frigideira grande em fogo médio, misturar o azeite,
o alho e a pimenta em flocos.

Cozinhar mexendo ocasionalmente durante 2 a 3 minutos,
ou até o alho começar a dourar.

Adicionar a abóbora e o sal.

Misturar.

Cobrir, reduzir o fogo para médio-baixo e cozinhar por 30
minutos, mexendo ocasionalmente, até que a abóbora
comece a quebrar.

Destapar a frigideira e aumentar o fogo para médio.

Cozinhar de 10 a 12 minutos ou até que o líquido está
quase acabando.

Dividir em 8 pratos, polvilhar as sementes de girassol.

Aspargos Assados com Castanhas

900 gramas de aspargos, cortados

3 colheres de azeite

1 xícara (aprox. 80 g) de castanhas, torradas e picadas

3 colheres de vinho branco seco

Aquecer o forno a 180°C.

Untar a assadeira com 1 colher de azeite de oliva.

Refogar os aspargos com 2 colheres de sopa de azeite na assadeira preparada.

Polvilhar com sal e pimenta do reino.

Assar até que os aspargos estejam macios, cerca de 15 minutos.

(Podem ser preparados 3 horas antes. Deixar descansar em temperatura ambiente).

Aquecer 1 colher de azeite em uma frigideira grande em fogo médio-alto.

Adicionar os aspargos, nozes e vinho.

Misturar até que os aspargos estejam quentes, cerca de 3 minutos.

Temperar com sal e pimenta, a gosto.

Vieiras com Molho de Manteiga, Alho e Salsinha

4 fatias grossas de pão torrado

2 colheres de sopa de manteiga

1 ½ colheres de azeite

750 gramas de vieiras frescas ou congeladas, descongeladas, lavadas e bem secas.

4 dentes de alho picados

½ colher de vinho branco

2 colheres de suco de limão

¼ colher de salsinha fresca picada

4 colheres de sopa de manteiga gelada, cortada em cubos

1 pitada de pimenta de Caiena

Sal e pimenta do reino a gosto

Espalhar ½ colher de manteiga em cada um dos lados do pão torrado.

Reservar.

Aquecer o azeite em uma frigideira em fogo alto.

Quando o azeite começar a fumar, colocar as vieiras.

Cozinhar por 30 segundos sem mexer.

Mover as vieiras na frigideira e adicionar o alho.

Cozinhar até dourar, cerca de 30 segundos.

Adicionar o vinho e suco de limão, deixar ferver e então deixar cozinhar por 30 segundos.

Misturar a salsa e a manteiga fria e retirar do fogo.

Quando a manteiga estiver derretida, adicionar o sal, pimenta do reino e pimenta caiena.

Colocar as vieiras nas torradas com manteiga e servir imediatamente.

Tacos de Camarão com Lima e Coentro

300 gramas de camarão médio, descascado, sem veias, cozido

350 gramas de feijão preto (cozido), lavado e escorrido

¼ xícara de cebolinha picada

1 xícara de abacate cortado em cubinhos

¼ colher de chá de pimenta do reino

½ xícara de molho verde

¼ xícara de coentro fresco picado

2 colheres de suco de limão natural

8 Tortilhas

1 ¼ xícaras de pimentão vermelho, cortado em tiras (cerca de 1 pimentão)

Fatias de limão, para servir

Coentro fresco picado para decorar

Misturar o camarão, feijão, cebolinha e abacate.

Temperar com pimenta. Em uma tigela separada, misturar a salsa, coentro e suco de limão.

Misturar a mistura de camarão com ¼ de xícara de molho.

Colocar as tortilhas num prato adequado para micro-ondas, de 2 em 2.

Colocar uma toalha de papel úmida sobre as tortilhas e colocar no micro-ondas em ALTA temperatura por 30 segundos.

Colocar 3 ou 4 tiras de pimentão no centro de cada tortilha.

Cobrir com ½ xícara da mistura de camarão e feijão.

Regar cada taco com 1 colher da mistura de molho verde.

Servir com fatias de limão e coentro.

Guisado

1 pá de cordeiro de cerca de 600 gramas, cortada em cubos grandes

2 copos de vinho tinto

2 colheres de manteiga

1 colher de extrato de tomate

2-3 dentes de alho picados

1 cebola média, picada 1 folha de louro

6 folhas de aipo picado

350 gramas de grão de bico (cozido), lavado e escorrido

1 batata grande, descascada e picada

1 cenoura grande, descascada e picada

2–3 xícaras de caldo de carne ou água

Sal marina e pimenta do reino a gosto

Deixar marinar o cordeiro no vinho tinto por 24 horas.

Isso ajuda a amaciar a carne e dar sabor.

Retirar os pedaços da marinada e secar com papel de cozinha.

Aquecer uma frigideira grande com uma colher de azeite e dourar o cordeiro por todos os lados (cerca de 3 minutos).

Temperar com sal e pimenta, a gosto.

Enquanto o cordeiro dourar, aquecer uma panela com o restante do azeite e refogar a cebola, o alho e extrato de tomate por um par de minutos.

Em seguida, adicionar os pedaços de cordeiro dourados.

Colocar na frigideira uma xícara de caldo ou água e depois de dar uma fervura, adicionar o líquido na panela.

Despejar o restante do caldo de carne ou água sobre o cordeiro e deixar em fogo baixo.

Adicionar a folha de louro e cobrir parcialmente com uma tampa.

Cozinhar por 1 ½ horas em fogo baixo.

Se o líquido do guisado é muito baixo, adicionar mais água ou caldo.

Deve ter o líquido suficiente para cobrir a carne.

Neste ponto, experimentar os condimentos e, se necessário, adicionar mais sal e pimenta do reino a gosto.

Também deve adicionar os ingredientes restantes e continuar cozinhando em fogo baixo por mais 30-45 minutos.

O prato está pronto quando o cordeiro está macio.

Sobremesa

Lembre-se que o açúcar está na lista dos itens para evitar. No entanto, ocasionalmente pode desfrutar de uma sobremesa com um pouco de açúcar, sem exagerar na quantidade.

Cookies de Banana e Sementes de Girassol

3 bananas maduras esmagadas

½ colher de chá de óleo de canola

½ xícara de açúcar

2 xícaras de farinha branca sem bromo

1 xícara de sementes de girassol

1 colher de chá de fermento em pó

1 colher de chá de bicarbonato de sódio

Aquecer o forno a 180°C.

Cobrir uma bandeja assadeira com spray de cozinha.

Em uma tigela grande, usar a batedeira em velocidade média para triturar juntos a banana, óleo e açúcar durante 1 minuto.

Em outra tigela, misturar a farinha com as sementes de girassol, fermento em pó e bicarbonato de sódio.

Adicionar a mistura de farinha na mistura de banana.

Misturar bem para integrar.

Deixar esfriar na geladeira por 30 minutos.

Colocar colheradas da massa sobre papel manteiga ou na assadeira do forno, colocados separados um do outro cerca de 5 cm.

Assar por 10 minutos ou até que esteja dourado.

Cookies de Chocolate Amargo e Nozes

5 colheres de manteiga

¼ xícara de açúcar mascavo

¼ xícara de açúcar cristal

1 ovo

1 colher de chá de extrato de baunilha

¾ xícara de farinha de trigo integral

½ colher de chá de bicarbonato de sódio

½ colher de chá de canela

¼ colher de chá de sal

1 ½ xícara de aveia

⅓ xícara de nozes picadas

⅓ xícara de chocolate amargo, em pedaços

Aquecer o forno a 170°C.

Em uma batedeira, bater a manteiga e o açúcar até ficar cremoso.

Adicionar o ovo e o extrato de baunilha, misturar para integrar.

Em uma tigela média, peneirar a farinha de trigo, bicarbonato de sódio, canela, sal e colocar a aveia.

Adicionar a mistura seca com a manteiga e o açúcar, misturar ficar integrado.

Adicionar as nozes e o chocolate, misturando até ficar incorporado.

Colocar aproximadamente 1 colher de sopa de massa para cada cookie no papel manteiga e cozinhar na forma do forno.

Cozinhar por 8 minutos. (Não cozinhar demais! Elas acabam de cozinhar fora do forno).

Sementes de Abóbora Picantes

1 ½ colheres de sopa de manteiga derretida

¼ colher de chá de sal

1/8 colher de chá de sal de alho

2 colheres de molho Worcestershire

2 xícaras de sementes de girassol cruas

Aquecer o forno a 135°C.

Misturar a margarina, sal, sal de alho, sementes de abóbora e o molho inglês.

Misturar bem e colocar em uma assadeira rasa.

Cozinhar por 1 hora, mexendo ocasionalmente.

Pão de Semente de Linho e Banana

½ xícara de sementes de linho (para triturar)

3 bananas maduras esmagadas

¼ de xícara de óleo de canola

½ xícara de açúcar cristal

2 ovos

1 ½ xícaras de farinha branca sem bromo

½ colher de chá de fermento em pó

½ colher de chá de bicarbonato de sódio

¼ colher de chá de sal

¼ de xícara de sementes de linho

½ xícara de tâmaras picadas

Aquecer o forno a 175°C.

Untar um molde de 10 x 20 cm, aprox.

Usar um moedor de café ou processador de alimentos para triturar ½ xícara de sementes de linho e reservar.

Em uma tigela grande, bater as bananas, óleo, açúcar e ovos.

Em uma tigela separada, misturar a farinha, fermento, bicarbonato, sal, sementes de linho trituradas e ¼ de xícara de semente de linho inteira.

Adicionar a mistura de farinha na mistura de banana.

Incorporar as tâmaras.

Colocar a massa na forma preparada.

Assar no forno pré-aquecido por 55 a 60 minutos, ou até que um palito inserido no pão sai limpo.

Brownies de Abobora e Chocolate Amargo

1 xícara de farinha integral

⅓ xícara de cacau para cozinhar

1 ¼ colher de chá de bicarbonato de sódio

½ colher de chá de sal grosso

1 xícara de pedaços ou pérolas de chocolate amargo

¼ de xícara de óleo de canola

½ xícara de açúcar mascavo light

½ xícara de açúcar

2 claras de ovos grandes

1 colher de chá de extrato de baunilha

1 ½ xícara de abobrinha ralada

Aquecer o forno a 180°C.

Preparar com papel alumínio um molde quadrado de cerca de 22 cm para assar.

Misturar em uma tigela média a farinha, o cacau, o bicarbonato de sódio e o sal.

Derreter ¾ de xícara de chocolate amargo em uma tigela grande apropriada para micro-ondas, em alta potência (100%) por 1 minuto, mexer até ficar cremoso.

Deixar esfriar um pouco. Adicionar o óleo, açúcar mascavo, açúcar cristal, claras de ovos e extrato de baunilha.

Adicionar a mistura de farinha; incorporar a abobrinha.

Colocar na forma preparada.

Polvilhar com 1/4 de xícara restante de pedaços de chocolate por cima.

Assar por 30 minutos ou até que um palito inserido no centro saia ligeiramente pegajoso.

Deixar esfriar completamente na forma ou em uma grade.

Retirar os brownies da forma; cortar em 16 pedaços.

Pode ser armazenado em um recipiente hermético por até 5 dias.

Fatos Surpreendentes sobre a Testosterona

A testosterona não é só para os homens:

As mulheres têm testosterona em seu corpo para aumentar a libido, aumentar a excitação, aumentar a densidade óssea e a massa muscular e aumentar seus níveis de energia. As mulheres também podem sofrer de Baixa Testosterona.

As mulheres apaixonadas têm um maior nível de testosterona no seu corpo:

Nos primeiros dois meses da relação, se elevam os níveis de testosterona feminina. No entanto, desaparece rapidamente. Por estranho que parece, os níveis de testosterona masculinos são reduzidos durante os primeiros meses de um relacionamento.

Testosterona demais:

É possível ter muita testosterona no seu corpo. Altos níveis de testosterona têm sido associados com aumento da agressividade, aumento do risco de doença cardíaca, câncer dos ovários em mulheres, o cancro dos testículos em homens e com uma doença chamada hiperplasia adrenal congênita, onde as características masculinas aparecem muito cedo em algumas crianças.

Pode reduzir sua barriga:

Os estudos mostram que ter níveis mais elevados de testosterona diminui a gordura abdominal da barriga.

Participa do mecanismo de luta ou fuga:

O corpo produz testosterona para fortalecer o corpo para lutar ou fugir. Faz a pessoa mais agressiva se decide que "lutar" é a melhor escolha.

Quanta mais tiver, mais provável prosseguir uma carreira em finanças:

As pessoas com altos níveis de testosterona, sejam masculinos ou femininos, são mais propensos a correr riscos. E que profissão tem mais riscos que trabalhar nas altas finanças? As pessoas com altos níveis de testosterona também gerenciam mais dinheiro nestas profissões.

Mais testosterona pode causar que um homem seja egoísta:

Estudos têm demonstrado que homens com níveis mais elevados de testosterona são 27% menos generosos com o seu dinheiro do que os outros.

A testosterona aumenta a necessidade de vingança:

Devido ao efeito da testosterona, as pessoas mais agressivas, com mais testosterona, também sentem a necessidade de vingança quando eles acreditam que têm sido desprezados.

Faz os homens mais competitivos do que as mulheres:

Também, devido à tendência para comportamentos mais agressivos, os homens são mais propensos a competir do que as mulheres, mesmo quando elas têm altos níveis de testosterona. Isto também pode ser porque eles se sentem mais fortes sexualmente.

Homens que são pais têm baixos níveis de testosterona:

Os estudos têm mostrado que os homens que têm crianças, especialmente aqueles que estão diretamente envolvidos no cuidado das crianças, reduzem seus níveis de testosterona. Isto pode ser biologicamente induzido. Os homens são mais afetuosos com seus filhos quando eles têm menos testosterona.

Homens solteiros tem mais testosterona:

Isto pode estar relacionado com que homens com filhos tem menos. O cuidado da criança tende a diminuir a testosterona, então os homens solteiros terão mais, especialmente aqueles que não têm filhos ou que não cuidam de crianças.

Menopausa:

É verdade que os homens sofrem perda da produção de testosterona com a idade. Isso é conhecido jocosamente como "os homens fazem uma pausa", mas não é piada. O termo médico é Andropausa.

Cortar lenha e outros esportes viris aumentam os níveis de testosterona:

Um estudo mostrou que depois de cortar lenha os homens experimentaram um aumento de 50% nos níveis de testosterona. Não é de estranhar que os lenhadores sejam tão viris. Isto também é verdade para aqueles que participam em outros esportes viris, como futebol e hóquei.

Estruturalmente, a testosterona é quase idêntica ao estrogênio:

Os dois hormônios que estão relacionados com a sexualidade tem exatamente a mesma composição química, exceto por uma pequena diferença: a testosterona tem uma molécula de carbono adicional.

Mulheres com níveis mais elevados de testosterona, muitas vezes, dão à luz meninos:

As mulheres com níveis mais elevados de testosterona têm meninos em 58% das gestações. As mulheres com níveis mais altos de estrogênio, em contrapartida, dão à luz meninas duas vezes mais frequentemente do que meninos.

Meninos com 4-6 meses de idade têm altos níveis de testosterona:

Durante estes meses, o nível de testosterona nos meninos aumenta consideravelmente e depois baixa aos níveis normais de um bebê. A teoria sugere que é porque este é o momento em que o cérebro começa a desenvolver características masculinas, e a testosterona é necessária para isso.

O estrogênio das mulheres é atraído pela testosterona dos homens:

Isto pode ser um imperativo biológico. Mulheres, com grandes quantidades de estrogênio são mais atraídas por homens com grandes quantidades de testosterona.

Baixos níveis de testosterona podem afetar homens de todas as idades:

Homens de qualquer idade podem experimentar Baixo Nível de Testosterona. Na verdade, homens com certas doenças, tais como diabetes tipo 2 e obesidade têm uma incidência muito maior de baixo nível de testosterona mas também podem desenvolver danos nos seus testículos ou glândulas pituitárias.

Ter baixo nível de testosterona é bastante comum:
As investigações mostraram que 39% dos homens de mais de 45 anos de idade têm baixo nível de testosterona. Que é mais de um terço na população de homens mais velhos.

A apneia do sono pode ser responsável de um nível baixo de testosterona:
A apneia do sono é um distúrbio que leva às pessoas a parar de respirar enquanto dormem. Que acordam muitas vezes durante a noite para retomar a sua respiração, e é possível que eles não o consigam. As pessoas com apneia do sono tendem a sofrer de baixo nível de testosterona. Isso faz sentido, uma vez que o corpo produz testosterona enquanto dorme, e as pessoas com apneia do sono não tem um bom descanso, se não é tratado o problema.

Seguir um estilo de vida saudável pode ter um efeito positivo sobre os baixos níveis de testosterona:

Esse é o objetivo deste Programa! Com uma alimentação saudável, você obterá a combinação certa de nutrientes em seu corpo, e combinada com exercício, pode tratar e curar seus problemas de Baixo Nível de Testosterona! Manter um peso saudável, tratar problemas como a diabetes tipo 2, apneia do sono e cuidar de si mesmo é o melhor remédio para aumentar o nível de testosterona.

Testosterona Mitos Derrubados

A testosterona é uma droga ilegal:

Devido às notícias do uso de esteroides nos esportes profissionais, as pessoas associam a testosterona elevada com o uso ilegal de drogas. No entanto, a testosterona não é uma droga ilegal. É um hormônio natural. A razão por que há tantas notícias em relação ao uso de esteroides é que seu uso pode reduzir significativamente o nível de testosterona, então essas pessoas tomam testosterona injetável para aumentar os níveis.

O baixo nível de testosterona é uma parte natural do envelhecimento:

O nível normal de testosterona é grande, de 300 a 1200 ng/dL. E embora seja verdade que os homens experimentam um declínio da testosterona com a idade, isso não significa necessariamente que eles sofrem de Baixo Nível de Testosterona.

A testosterona é um esteroide ruim:

Enquanto é verdade que a testosterona é um esteroide, os esteroides não são necessariamente ruins para você. Esteroide é apenas uma descrição de um tipo específico de molécula, e nosso corpo contém naturalmente muitos esteroides. Os que são ruins para você são os hormônios esteroides anabolizantes, que são usados para construir a massa muscular e que na verdade podem ser muito perigosos.

Baixo nível de testosterona afeta apenas à libido masculina:

O baixo nível de testosterona pode afetar a libido dos homens, mas também afeta muitas outras coisas, entre elas, causa fadiga, falta de motivação para se levantar e completar as atividades diárias, a disfunção erétil (DE), perda de massa muscular, aumento de gordura corporal e alterações de humor.

A testosterona provoca um comportamento violento incontrolável:

Não há nenhuma prova de que a testosterona pode produzir "roid rage" ou comportamento violento descontrolado. No entanto, muitas vezes os homens com baixo nível de testosterona têm irritabilidade.

O baixo nível de testosterona do homem só afeta ele:

Como o Baixo Nível de Testosterona pode causar depressão, irritabilidade e fadiga, também afeta as pessoas ao seu redor. E as mudanças na personalidade normal pode afetar a família e amigos. O cônjuge da pessoa, acima de tudo, tem de lidar com as mudanças.

A testosterona provoca câncer de próstata:

Os estudos não mostram ligação entre altos níveis de testosterona e câncer de próstata.

A terapia de reposição hormonal (TRH) é uma solução rápida para a baixa testosterona:

Primeiro, a terapia de reposição hormonal pode demorar entre 3 a 6 meses. Em segundo lugar, não resolve os problemas subjacentes e o homem deve continuar com a substituição obter ganhos, muitas vezes pelo resto da sua vida. É muito caro e requer a supervisão contínua de um médico.

Testosterona elevada provoca calvície:

Os homens com calvície padrão masculina, geralmente têm a mesma quantidade de testosterona que os homens sem ele. Por outro lado, a calvície é determinada geneticamente.

Conclusão

Você tem o controle de sua vida.

Não tem que sofrer o baixo nível de testosterona e seus efeitos.

Problemas como o baixo desejo sexual, disfunção erétil, depressão, baixa autoestima e uma baixa qualidade de vida já não tem que ser parte da sua vida.

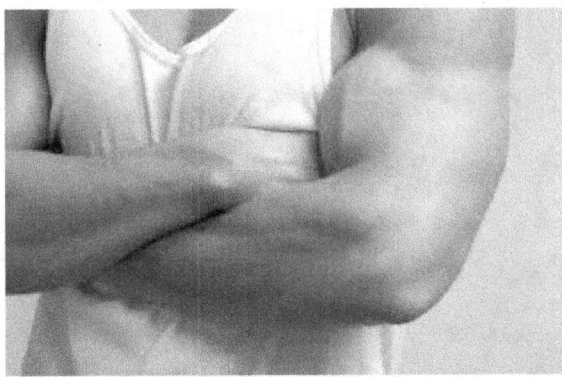

Parar de acreditar na mentira que só os medicamentos vão curar você. Os medicamentos nunca vão curar você. O grande plano das empresas farmacêuticas é conseguir que você fique dependente dos efeitos das drogas de substituição de testosterona.

Porque fazendo você acreditar que não há nenhuma outra maneira de tratar a testosterona baixa, podem se aproveitar de você por anos, recebendo o seu dinheiro e sem curar realmente nada.

Em vez disso, você pode assumir o controle de seu corpo e sua vida.

A solução está aqui nestas páginas!

Seguir o programa descrito aqui vai mudar sua vida. Aumentará sua testosterona e se sentirá muito melhor, fisicamente e mentalmente. Você banirá a disfunção erétil e terá uma vida amorosa melhor.

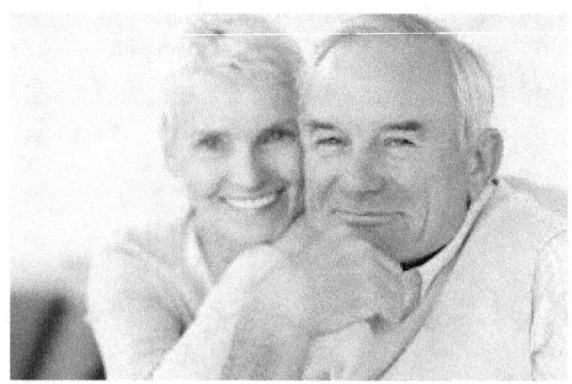

Você nunca deve esquecer que **VOCÊ** tem o poder de assumir o controle da sua vida. Você deve se dar a oportunidade de recuperar o controle da sua vida. Deve isso à sua esposa, namorada ou a sua família e amigos.

Você quer que outros olhem para você novamente com admiração e ver em você um homem forte, másculo e viril. Assim, é importante que você recupere sua força usando o programa descrito aqui.

Siga meu conselho e retomará a sua vida!

Você sofre de fraqueza, disfunção erétil, baixa libido, perda de volume nos músculos, crescente adiposidade e mudanças de humor?

Então é muito provável que você está sofrendo de Baixo Nível de Testosterona (Testosterona Baixa).

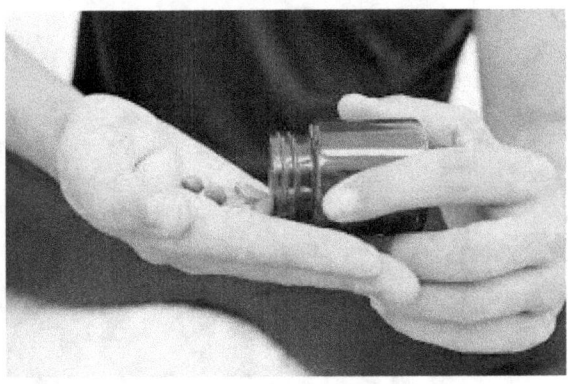

A indústria farmacêutica não quer que você recupere o controle da sua vida. Apenas estão interessados em seu dinheiro. Muitas pessoas não conseguem nenhum alívio após pagar muito dinheiro por medicamentos de reposição de testosterona. A indústria farmacêutica quer te fazer dependente de seus medicamentos.

O **Programa de Aumento Natural da Testosterona** funciona em todos os homens que sentem perda de vitalidade e força, e querem se sentir de novo, como um "homem de verdade". Se você acha que a **Testosterona Baixa** pode ser a causa de sua **Disfunção Erétil** e a razão das alterações em sua saúde emocional e a perda de energia e vitalidade, agora você pode se sentir melhor, mais forte e como antes, seguindo o **Programa de Aumento Natural da Testosterona**.

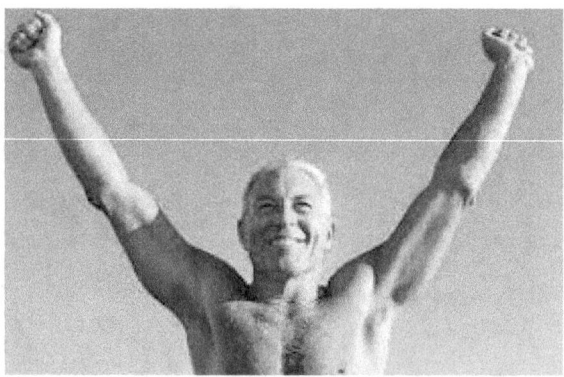

Se sentir de novo como quando era adolescente!

Limitação de Responsabilidade

O autor não assume nenhuma responsabilidade por erros, omissões ou interpretação contrária do conteúdo deste livro.

Por favor, note que as orientações ou recomendações aqui presentes não são substitutas do aconselhamento médico. Você concorda que faz uso de parte ou todas as informações deste livro em seu próprio risco. O autor não é responsável por quaisquer danos que possam resultar de seguir os conselhos dados neste livro.

Se você está se medicando ou tem dúvidas sobre os conselhos dados aqui, consulte o seu médico sem demora!

www.ingramcontent.com/pod-product-compliance
Lightning Source LLC
Chambersburg PA
CBHW062013280526
45787CB00005B/2084